CT super basic

市川勝弘

編著

Ohmsha

執筆者一覧

編 者
市川　勝弘（金沢大学医薬保健研究域保健学系，博士（工学））

執筆者
Technical Basics（技術編）：
市川　勝弘（金沢大学医薬保健研究域保健学系，博士（工学））
松原　孝祐（金沢大学医薬保健研究域保健学系，博士（保健学））

Clinical Basics（臨床編）：
奥村　悠祐（石川県立中央病院放射線室，博士（保健学））
森岡　祐輔（富山県立中央病院医療技術部画像技術科）
嶋田　真人（福井大学医学部附属病院放射線部）
長谷川　晃（新潟医療福祉大学医療技術学部診療放射線学科）
土田勇太郎（富山市保健所保健予防課）
高橋　政史（福井総合病院放射線課）
三井　渉　（金沢大学附属病院放射線部）
清水　明憲（富山県厚生連高岡病院画像診断部）
橋本　将彦（富山大学附属病院放射線部）

「11章　CTの臨床症例」監修
小林　聡　（金沢大学医薬保健研究域保健学系，博士（医学））

本書を発行するにあたって，内容に誤りのないようできる限りの注意を払いましたが，本書の内容を適用した結果生じたこと，また，適用できなかった結果について，著者，出版社とも一切の責任を負いませんのでご了承ください．

本書は，「著作権法」によって，著作権等の権利が保護されている著作物です．本書の複製権・翻訳権・上映権・譲渡権・公衆送信権（送信可能化権を含む）は著作権者が保有しています．本書の全部または一部につき，無断で転載，複写複製，電子的装置への入力等をされると，著作権等の権利侵害となる場合があります．また，代行業者等の第三者によるスキャンやデジタル化は，たとえ個人や家庭内での利用であっても著作権法上認められておりませんので，ご注意ください．

本書の無断複写は，著作権法上の制限事項を除き，禁じられています．本書の複写複製を希望される場合は，そのつど事前に下記へ連絡して許諾を得てください．

出版者著作権管理機構
（電話 03-5244-5088，FAX 03-5244-5089，e-mail：info@jcopy.or.jp）

JCOPY ＜出版者著作権管理機構　委託出版物＞

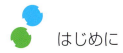

はじめに

　Computed Tomography（CT）が，臨床画像診断や治療に果たしてきた役割は極めて大きいことは言うまでもありません．これは人体の横断面をX線被ばくのみの侵襲によって得ることができ，人体内の3次元情報を即時に得られることによるものです．Magnetic Resonance Imaging（MRI）装置や超音波画像診断装置の発展した近年では，臓器などの軟部組織のコントラスト情報においてCTは必ずしも優位ではありませんが，開発から約半世紀の間に遂げられた高速性と分解能の目を見張る進化により，医療画像診断の中心的存在であり続けています．最近では，臓器の4次元解析やX線質情報を利用した機能解析ができるようになり，新たなCTの臨床活用が現実となってきています．また，開発以来問題となっていた被ばく線量の多さも，検出器の技術的改良や新しい画像再構成法の開発によって低く抑えられるようになってきています．

　CTの発展とともに歩んできたヨード造影剤の発展も素晴らしいものがあります．イオン性で高浸透圧，さらに高粘性であった時代から，製剤技術の進化によって非イオン性・低浸透圧・低粘性に見事に改良され，今や致死的副作用はほぼ皆無です．この造影剤を使用して，臓器や血管をより鮮明に3次元または4次元で捉えることができるのです．

　さてCT装置の進化に対してCT技術者はどう追従しているでしょうか．装置技術，画質評価，造影理論，線量評価および画像病態などどれも欠かすことのできないもので

あり，知識のオーバーフローを起こしそうです．しかし，たくさんある新理論と新技術は，ごく初期からある基礎的な理論と技術から発展したものであることは明らかですし，画像解剖を含めた基礎の正しい理解こそが最新 CT に対する対応力への正しくて速い pass になります．

　本書「CT super basic」では，その基礎理論や基礎技術の解説をグラフィカルな図とともに，できるだけ平易な文章によって解説することを心がけました．執筆者とのミーティングでは，「ちょっとわからなかったけど，そのまま放置した」ような初歩的だけど知っておきたい事柄や，「臓器の位置関係は意外とつかみにくい」など初学者にとって必要なキーポイントを洗い出し，本書だけでなるべくインスタントに学べるようこころがけました．最近特に要求されつつある読影能力にも重点を置き，丁寧なネーミングをほどこしたシェーマとともに，ほぼすべての臨床画像には解剖名を付けるようにしました．また少し応用的な事項も要点をおさえた解説とともに加えましたので，学生から実務の初心者まで CT の基礎を効率的に学ぶことができると思います．本書を入り口にして多くの優れた CT 技術者が生まれることを期待します．

2015 年 6 月

執筆者を代表して

市川　勝弘

CT super basic ▍CONTENTS

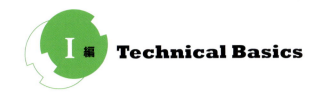

I編 Technical Basics

1章● CTによるスキャン

1. CTの基本構成 …… 2
2. CTにおけるスキャン …… 4
3. CT画像の仕様 …… 6
4. ヘリカルスキャン …… 8
5. マルチスライスCT …… 10
6. デュアルエネルギースキャン …… 12
   - コラム　CT装置の歴史 …… 13

2章● CT画像

7. CT値 …… 14
8. CT画像の表示 …… 16

3章● CT画像の再構成

9. 画像再構成 …… 18
10. フィルタバックプロジェクション法 …… 20
11. マルチスライスCTの画像再構成法 …… 22
12. 逐次近似再構成法 …… 24
13. 3次元CT画像（ボリュームデータ，MPR，CPR，MIP） …… 26
14. 3次元CT画像（ボリュームレンダリング） …… 28
15. 3次元CT画像（元画像の画質） …… 30

4章● アーチファクト

16. アーチファクト1（CT値の正確性低下） …… 32
17. アーチファクト2（被写体および装置不良起因） …… 34
18. アーチファクト3（装置限界および再構成法の影響） …… 36

5章● CTの画質

19. CT画像の画質（ファントム，CT値） …… 38
20. CT画像の画質（ノイズ） …… 40

- ㉑ CT画像の画質（低コントラスト検出能） ……………………………………………… 42
- ㉒ CT画像の画質（スライス面の空間分解能） …………………………………………… 44
- ㉓ CT画像の画質（スライス厚：体軸方向の空間分解能） ……………………………… 46
- ㉔ CT画像の画質（時間分解能） …………………………………………………………… 48

6章 ● CTの品質管理

- ㉕ 精度管理，始業・終業点検，受入試験・不変性試験 ………………………………… 50
- ㉖ CT検査の安全管理 ……………………………………………………………………… 52

7章 ● CT線量

- ㉗ 線量とは …………………………………………………………………………………… 54
- ㉘ スキャンによる被ばく …………………………………………………………………… 56
- ㉙ CTDI（CT dose index：CT線量指数） ………………………………………………… 58
- ㉚ 被ばく線量の実際とリスク ……………………………………………………………… 60
- ㉛ 診断参考レベル（diagnostic reference level：DRL） ………………………………… 62
- ㉜ 被ばく低減技術 …………………………………………………………………………… 64

II編 Clinical Basics

8章 ● 撮影パラメータ（臨床的に何に影響するか）

- ㉝ 管電圧，管電流，回転時間 ……………………………………………………………… 68
- ㉞ フィルタ関数（再構成カーネル） ……………………………………………………… 70
- ㉟ ピッチファクタ …………………………………………………………………………… 72
- ㊱ CT-AEC（CT-automatic exposure control：CT自動露出制御機構） ………………… 74

9章 ● 造影剤

- ㊲ 造影剤の基本 ……………………………………………………………………………… 76
- ㊳ 造影検査を行う上で ……………………………………………………………………… 78
- ㊴ 注入パラメータと撮影時相 ……………………………………………………………… 80
- ㊵ 時間−造影効果曲線 ……………………………………………………………………… 82

10章●特殊検査（特徴や基本手順など）

41 経動脈CTアンギオグラフィ …… 84
42 IVR-CTシステム …… 86
43 CT透視 …… 88
44 CTパーフュージョン …… 90
45 デュアルエネルギー …… 92
46 心臓CT撮影 …… 94

11章●CTの臨床症例

47 頭部（head）の概要 …… 96
48 くも膜下出血（subarachnoid hemorrhage : SAH） …… 98
49 脳出血（cerebral hemorrhage） …… 100
50 脳梗塞（brain infarction） …… 102
(51) 硬膜下血腫（subdural hematoma : SDH） …… 104
(52) 硬膜外血腫（epidural hematoma : EDH） …… 106
(53) 髄膜腫（meningioma） …… 108
(54) 脳腫瘍および占拠性病変（brain tumor and space-occupying lesion） …… 110

(55) 胸部（chest）の概要 …… 112
(56) 高分解能CT（high resolution CT : HRCT） …… 114
(57) 肺炎（pneumonia） …… 116
(58) 気胸（pneumothorax） …… 118
(59) 心嚢水（pericardial effusion），心タンポナーデ（cardiac tamponade） …… 120
(60) 肺血栓塞栓症（pulmonary thromboembolism : PTE） …… 122
(61) 原発性肺がん（primary lung cancer） …… 124

(62) 腹部（abdomen）の概要 …… 126
(63) 肝細胞がん（hepatocellular carcinoma : HCC） …… 128
(64) 肝海綿状血管腫（cavernous hemangioma） …… 130
(65) 急性膵炎（acute pancreatitis） …… 132
(66) 膵癌（pancreatic adenocarcinoma） …… 134
(67) 胆管結石（choledocholithiasis） …… 136
(68) 胆嚢炎（cholecystitis） …… 138
(69) 虫垂炎（appendicitis） …… 140

70	腸閉塞（イレウス：ileus）	142
71	鼠径ヘルニア（inguinal hernia）	144
72	尿管結石（ureteral calculus）	146
73	消化管穿孔（gastrointestinal perforation）	148
74	大腸がん（colorectal cancer）	150

75	整形外科領域（orthopedics）の概要	152
76	脊椎領域（spine）頸椎後縦靭帯骨化症（ossification of posterior longitudinal ligament：OPLL）	154
77	脊椎領域（spine）胸椎後縦靭帯骨化症（thoracic ossification of posterior longitudinal ligament：OPLL）・胸椎黄色靭帯骨化症（ossification of the yellow ligament：OYL）	156
78	脊椎領域（spine）腰椎分離症（lumbar spondylolysis）	158
79	脊椎領域（spine）腰椎すべり症（lumbar spondylolisthesis）	160
80	脊椎領域（spine）頸椎脱臼骨折（cervical spine dislocation fracture）	162
81	脊椎領域（spine）腰椎破裂骨折（lumbar spine burst fracture）	164
82	骨盤領域（pelvis）大腿骨頸部骨折（femoral neck fracture）	166
83	四肢領域　肩関節（shoulder）肩甲骨関節窩骨折（glenoid fracture）	168
84	四肢領域　肘関節（elbow）右上腕骨外顆骨折（lateral humeral condylar fracture）	170
85	四肢領域　手根骨（carpus）舟状骨骨折（scaphoid fracture）	172
86	四肢領域　手関節（wrist）橈骨遠位端骨折（distal radius fracture）	174
87	四肢領域　膝関節（knee）膝関節高原骨折（tibial plateau fracture）	176
88	転移性骨腫瘍（metastatic bone tumor）	178

89	CT血管造影（computed tomography angiography）の概要	180
90	脳動脈瘤（cerebral aneurysm）	182
91	大動脈解離（aortic dissection）	184
92	大動脈瘤（aortic aneurysm）胸部大動脈瘤（thoracic aortic aneurysm：TAA）腹部大動脈瘤（abdominal aortic aneurysm：AAA）	186
93	急性腸間膜動脈閉塞症（acute mesenteric artery occlusion）	188
94	閉塞性動脈硬化症（arteriosclerosis obliterans：ASO）	190

I編 Technical Basics

CTの基本構成

Basics
- CT装置は，X線管＋検出器の組み合わせを含むガントリ，コンピュータ，寝台からなる
- データ収集機構（DAS）は，検出器からの信号をディジタル信号に変換する
- 現在のCT装置は連続回転機構であり，これにより高速スキャンを可能とする

CTの基本構成

CTは，X線管と検出器を一体として，被写体の周りを回転する機構を含む架台（ガントリ：gantry）とコンピュータを基本構成とする．

スキャン時にはX線を照射しながら回転し，検出器から刻々と送られる投影強度データ（後に投影データに変換）を測定する．基本的には，1断面のために1回転分の投影データが必要であり，これらから被写体のスキャン面における断面画像を作成する．投影データから断面画像を計算により作成することを画像再構成（reconstruction）という．

検出器からは，X線強度に応じたアナログ信号が出力されるが，この信号の増幅とアナログからディジタル信号への変換（analog-to-digital変換：A/D変換）を担う部分をdata acquisition system（DAS）と呼ぶ．画像再構成は膨大な計算処理を必要とするため，コンピュータの他に演算処理ユニットを備えることが多い．

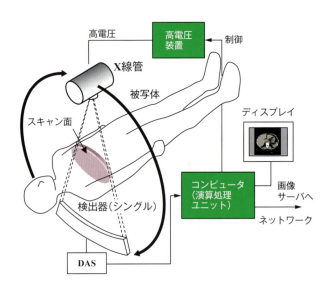

ガントリと寝台

ガントリ（架台）内には，X線管や検出器の他に様々な機器が含まれる．現在のCT装置は，X線管（と検出器）が連続的に回転する機構（連続回転機構）となっているため，その高速回転（最新型max. 0.25 s/rot.）を実現するため高電圧発生装置は小型化され，X線管に隣接するように収納される．またDASも検出器とほぼ一体化して内蔵される．寝台は，高精度モータで駆動され，0.1 mmの位置精度が実現されている．

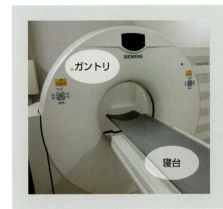

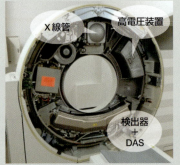

前面カバーオープン

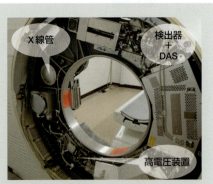

後面カバーオープン

連続回転機構

X線管と検出器（＋DAS）の連続回転機構は高速スキャンを実現するヘリカルスキャン（1章❹参照）のために開発された．

X線管への高電圧供給やさまざまな機器のための電源ケーブルが，データ取得にはDASからの信号線の引き出しが必須であるが，連続回転はこのケーブルがあっては実現できない．そこで，電源供給にはスリップリングが装備され，電源はこのリングを擦るように接する導電ブラシ経由で回転部分に供給される．

またDASからの信号は光通信によってガントリの非回転部分の受信機に送信され，コンピュータに転送される．

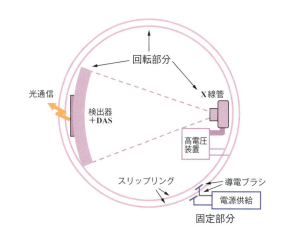

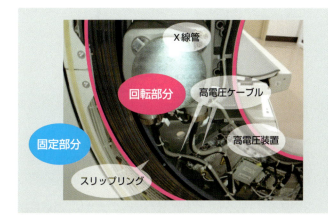
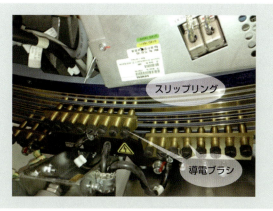

操作コンソール

操作コンソールは，通常のコンピュータセットのようにディスプレイ，キーボード，マウス等を装備し，一般にX線照射（スキャンスタート）ボタン，寝台操作および患者との交信のためのインターフォンなどのための操作盤が別にある．

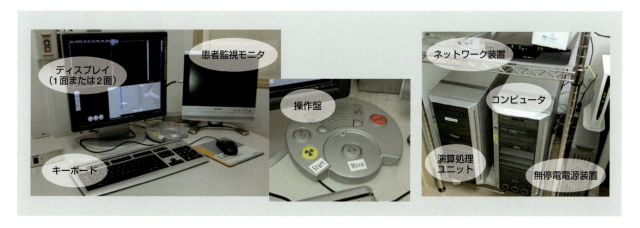

2 CTにおけるスキャン

Basics
- 基本となるスキャンは，寝台を固定したままX線管を1回転（360度）させる
- X線ビームをコリメータ制限することでスライス厚を決める
- 検出器からのデータは投影データとなり画像再構成処理に用いられる

基本的なCTスキャン

基本となるスキャンは，寝台を固定したままX線管を1回転（360度）させて，1列（シングル）の検出器により投影データ取得することで行う．よって臓器全体をスキャンするためには，スキャン+寝台移動の繰り返しを行う（現在は後述するヘリカルスキャンが通常）．X線は円弧状に配列された検出器に対して扇状に照射されるため，このX線ビームをファンビームと呼ぶ．このファンビームは，上部にあるコリメータで体軸方向のX線幅が制限され，これによりスライス厚が決定される．また，X線管の直下にはCT画像の均一性を高めるためのボウタイフィルタ（bowtie filter，またはbeam shaping filter）が装着される．

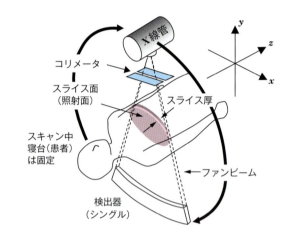

CTにおける空間座標
CTでは，スライス面をxy座標，体軸方向をz座標とするのが一般的である

ボウタイフィルタは，比較的被写体厚の大きい（透過長が長い）ファンビーム中心部ではアルミの厚みが薄く，透過長が短くなる周辺部で厚みが厚くなるような形状を有する．これにより，被写体透過後のX線質の均一性が向上する．

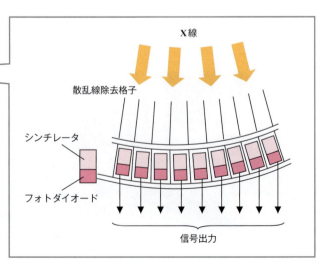

被写体透過後のファンビームは，散乱線除去格子で散乱線が除去された後，その強度分布が検出器で取得される．検出器は多数の素子より構成されるため，その素子からのデータが投影データの元データとなる．

現在の検出器素子は，シンチレータとフォトダイオードからなる固体検出器素子であり，シンチレータからの発光をフォトダイオードで電気信号に変換する．

投影データ

検出器からDASを経由して出力された強度分布データは、所定の演算を経て投影データ(透過経路上の線減弱係数の和)となる。この投影データが画像再構成に用いられる(画像再構成、3章❾を参照)。

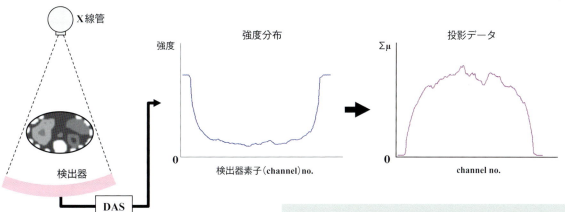

サイノグラム

投影データのchannel no.をX方向に、投影角度をY方向にした分布図を、サイノグラム(sinogramまたはprojection space)という。

投影データを一望することができ、故障や異常の解析や、画像解析に用いられることがある。ただし、この画像をユーザレベルで見ることは困難な場合が多い。

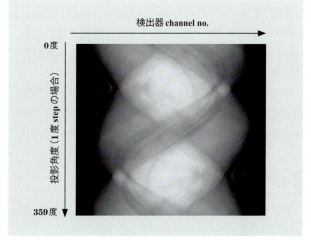

ハーフスキャン

基本的なスキャンが360度投影であるのに対して、その約半分の投影角度で画像再構成するためのスキャン方法をハーフスキャンと呼ぶ。現在のCTはファンビーム方式であることから、360度の半分の180度では投影データが不足するため、180度+ファン角(ファンビーム全体の角度)分の投影データが必要である。

ハーフスキャンによりスキャンに要する時間は約半分になり時間分解能が向上する。ただし画像均一性低下などの欠点もあるため、時間分解能が重視される心臓CTに主に用いられる。

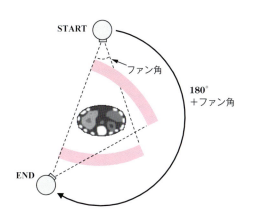

3 CT画像の仕様

Basics
- CT画像は設定スライス厚にほぼ等しい厚みを持つ画像
- ピクセル値（画素値）は，CT値（−1000〜数1000 HU）を表す
- マトリクス数は，512×512
- 画像のサイズはDFOVで表し，ピクセルサイズはDFOV/512

画像の仕様

CT画像は，ピクセルの1つ1つにCT値が割り当てられた，スライス厚にほぼ等しい厚みを持つディジタル画像．実際に厚みがあるわけではなく，その厚み内のCT値が平均されている．CT値は，−1000〜数1000 HU*の値を持ち，物質の線源弱係数μに比例する．よって密度の高い物質（骨など）ほど高い値を持つ（2章❼参照）．画像のマトリクス数は512×512である．

画像の範囲は，画像の一辺の長さ（円形範囲の場合は直径）で表され，これをdisplay field of view（DFOV）と呼ぶ．DFOVは，検査対象によって適切に設定する（図の頭部CT画像では200〜250 mm程度．腹部では300〜400 mm程度）．

CT装置から生成される画像は，体軸方向と垂直な面であり，この面を横断（transverse）面またはアキシャル（axial）面という．

＊HU：CT値の単位，Hounsfield Unit

DFOVとSFOVとピクセルサイズ

検査対象によって異なるDFOVに対して，装置（またはスキャンモード）で決まるscan FOV（SFOV）は，スキャンによって画像再構成できる最大の範囲である．S, M, Lと段階的に設定する機種もあり，最大で500 mm程度となる．このSFOV内にDFOVを任意サイズ，任意位置に設定することができる．SFOVを選択する機種では，スキャンに適したSFOVを設定することで，最適な画質が得られる（例：頭部用のSサイズ）．CT画像のマトリクスサイズが512×512とほぼ決められているため，

$$\text{ピクセルサイズ} = \frac{\text{DFOV}}{512}$$

で表される．よって，腹部画像のDFOVが350 mmな

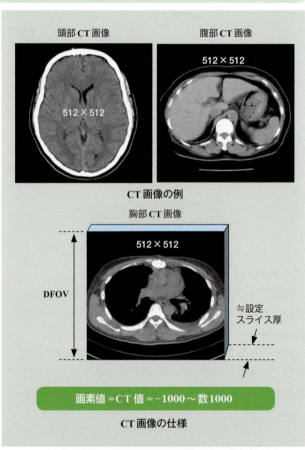

CT画像の例

画素値＝CT値＝−1000〜数1000

CT画像の仕様

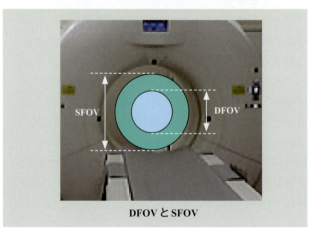

DFOVとSFOV

らば，ピクセルサイズは，約 0.684 mm である．

一般に，DFOV を通常のサイズより，小さくすることを拡大再構成やターゲットリコン（target reconstruction）などという．この拡大再構成では，ピクセルサイズを容易に小さくでき，画像の一部分を拡大して観察することができる．しかし，ピクセルサイズに応じて解像度が向上するとは限らない．例えば，下図のように DFOV = 100 mm として拡大再構成した場合に，ピクセルサイズは 0.195 mm となり非常に微小となる．しかし，CT 画像の空間分解能は装置の性能や用いたスキャン条件により制限されており，0.195 mm を解像するとは限らない（一般的条件でそのような解像は得られない）．

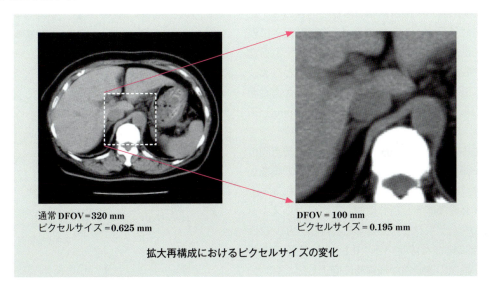

通常 DFOV = 320 mm
ピクセルサイズ = 0.625 mm

DFOV = 100 mm
ピクセルサイズ = 0.195 mm

拡大再構成におけるピクセルサイズの変化

画像の持つ z 位置とボクセル

各画像は，必ず体軸方向（z 方向）の位置を持つ．この z 位置の間隔を画像再構成間隔（インクリメント，increment）などと呼ぶ．一般にインクリメントとスライス厚は等しく設定する．

CT 画像のピクセルは，このインクリメントを z 方向の長さに持つボクセル（voxel）であると表現することがある．よって，ボクセルの x と y のサイズは，ピクセルサイズである．しかし，実際にボクセルはそれぞれ単一値であり，箱形状を意味するものではない．

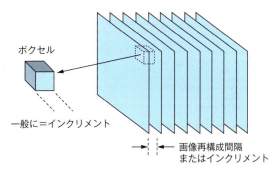

ボクセル

一般に＝インクリメント

画像再構成間隔
またはインクリメント

CT 画像の画像再構成間隔

DICOM 規格の画像

CT の画像データに限らず医療画像は，DICOM（Digital Imaging and Communications in Medicine）規格のデータ形式で保存される．これにより，さまざまなソフトウェアで CT 画像を見たり，解析することができる．例えば，3次元 CT 画像（3章⑮参照）の専用ワークステーションは診療施設に多く導入されているが，画像データの通信はDICOM 規格に従って行われ，その専用ワークステーションで作成された画像もまた DICOM 規格で出力して診療施設内の画像サーバに統一した規格で保存できる．

4 ヘリカルスキャン

Basics
- 連続回転しながら，寝台を一定速度で移動するスキャン法である
- ある体軸方向範囲を高速にスキャンでき，連続したボリュームの投影データが得られる
- 投影データを補間して目的断面を再構成するヘリカル補間再構成を用いる

ヘリカルスキャン

X線管（と検出器）を連続回転しながら，寝台を一定速度で移動させるスキャン方法である．1回転ごとに寝台が止まることがないため，人体のあるボリュームを連続的にデータ収集でき，高速なスキャンが可能となる．

図のように患者から見たX線管の軌跡は螺旋状であるためヘリカル（helical）またはスパイラル（spiral）スキャンという．

ノンヘリカルスキャンでは，スキャンした体軸方向位置の画像しか得られず，細かいインクリメントの画像が必要な場合は，細かく寝台を動かしながら何回もスキャンを繰り返す必要がある．これに対してヘリカルスキャンではボリュームデータが得られることから，インクリメントを非常に細かく設定（例：0.1 mm）することが可能であり，画像の連続性が飛躍的に向上した．

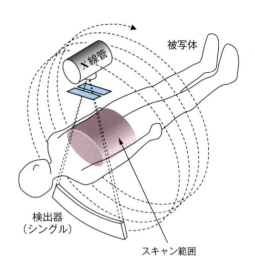

ピッチファクタ

ヘリカルスキャンのスキャン速度は，回転速度とともに寝台移動速度にも依存する．しかし高速なスキャンが必要だからといって寝台速度を必要以上に速くすると画質が低下する．そこで，シングルスキャンのスライス厚に相当するビーム幅に対する1回転あたりの寝台移動距離という概念が導入され，これをピッチファクタ（picth factor，ヘリカルピッチとも言う）と定義した．このピッチファクタにより，スキャン速度と画質の程度が統一した指標で示される．

$$\text{Pitch factor} = \frac{1回転あたりの寝台移動距離}{ビーム幅}$$

ピッチファクタを1以下の値にすると，画質の低下を防ぐことができるが，スキャン速度が低下し，被ばくが増加する．1を超えると，次に述べる補間再構成において誤差が増加し，ヘリカルアーチファクトを生じて画質を損なう．

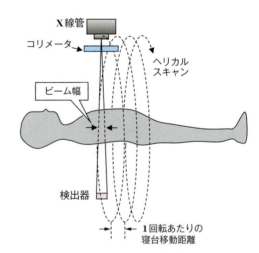

ピッチファクタ	スキャン速度	画質	被ばく
小	低	良	多
大	高	劣化	少

ヘリカル補間再構成

360度補間再構成法

CTの基本スキャンでは，寝台を固定して1回転の投影データ取得が必須である．しかし，ヘリカルスキャンでは寝台は連続移動するため，目的断面（寝台位置）における投影データは1点しかない．したがって再構成に必要な360度分の投影データを補間処理により生成する．下図のよう青丸と緑丸の間に位置する投影データを補間（線形補間）によって得るには，これらの位置の投影データを重み付け係数wにより加重平均する．

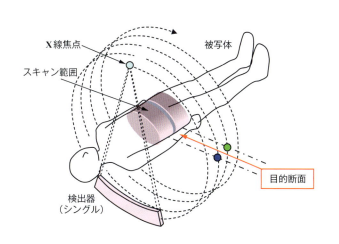

360度補間では，2回転分の投影データの中で角度の等しい対となる投影データを用い，補間データを得る．この補間の様子を上の図で説明するのは困難なので，右図のように投影角度を縦軸に，z方向の位置を横軸にとった展開図（scan diagram）で示す．

図のように対となる投影データを比率を変えながら加算することで，補間（線形補間）が達成され，360度分の投影データ（推測された目的断面の投影データ）が完成する．

この投影データから通常の再構成処理により画像再構成が達成される．

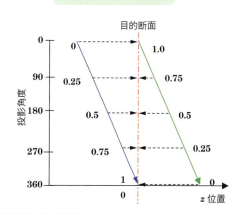

180度補間再構成法

互いに対向するX線の透過経路から得られた投影値は同じであるとの原理から，半回転分離れた投影データを用いて360度補間と同じ原理を用いて再構成する方法．投影データの扱いが複雑であるのでここでは詳細は省略する．

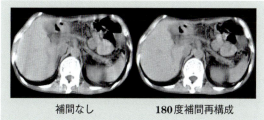

画質への影響

360度補間は，2回転分を用いるため用いるz方向の範囲が広がりスライス厚が厚くなる．180度補間によってこれは緩和される．ピッチファクタが1を超えるとスライス厚が厚くなるだけでなくヘリカルアーチファクトが発生しやすい（4章⑱参照）．

5 マルチスライスCT

Basics
- 複数列からなる検出器により同時に複数スライスを撮像できる
- 一度のスキャンデータから異なるスライス厚の画像を再構成できる
- ヘリカルスキャンと併用して列数に応じて高速化される
- ヘリカル補間を基本とした再構成を行い，コーン角補正のアルゴリズムが加わる

マルチスライスCT

従来，1列であった検出器を多列化して，z方向に広い範囲に照射しつつ同時に複数スライス画像を得る方式のCTをマルチスライスCT（multi-slice CT, MSCT）やmulti-detector row CT（MDCT）と呼ぶ．

スライス厚は，1列分のz方向の幅で規定され（ディテクタコリメーション），X線管直下のコリメータによってビーム幅を制限し，検出器全幅に対して照射する．例えば1列の幅が0.5 mmであるならば，約0.5 mmの最小スライス厚が実現される．

頭部以外の通常スキャンでは，ヘリカルスキャンと組み合わせて使用され，シングル検出器に比べて圧倒的な高速スキャンを実現する．

現在（2015年）の最大の列数は320列であり，検出器のz方向全幅は160 mmである．これと，高速回転（約0.3 s/rot.）によって，心臓を寝台移動なしにスキャン可能となっている．

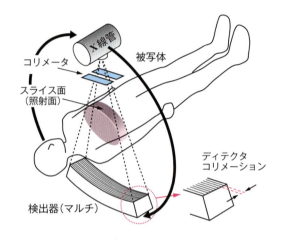

> 1列のディテクタコリメーションは，0.5〜0.6 mmであり，この複数列（例：64列）でスキャンするため，一度のスキャンデータから，1 mm以下の薄層から5 mm程度のルーチン用（日常診療）まで，異なるスライス厚の画像を再構成可能である．

マルチスライスCTのピッチファクタ

マルチスライスCTでは，一般に検出器全体のビーム幅に対する1回転あたりの寝台移動距離をピッチファクタとする．

$$\text{Pitch factor} = \frac{1回転あたりの寝台移動距離}{ビーム幅}$$

マルチスライスCTでは，検出器の一部の列（例えば，全64列中の32列）を使うスキャンもできることから，ビーム幅は，使用した検出器列の全幅である．シングルヘリカルと同様にピッチファクタを1より大きくするとヘリカルアーチファクト（4章⑱参照）が発生しやすくなり，画質が劣化する．

用いたディテクタコリメーションと検出器列数について，一般に0.5 mm×64，0.6 mm×16のように記述する．

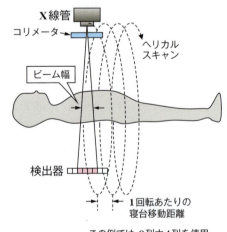

この例では，8列中4列を使用

コーン角

マルチスライスCTでは，中心以外の検出器列は，スライス面に対して傾いて照射される．この傾きをコーン角という．

このコーン角が大きくなると再構成原理が満たされなくなり，コーン角によるアーチファクトを生じて画質を損なう．

コーン角のアーチファクトを補正する代表的な手法は，Feldkampらによって提案されたアルゴリズムであり，近似的3次元再構成法と位置づけられる．また，ヘリカル（螺旋）軌道に沿った斜平面画像を複数作成し，それを合成する方法もあり，各社がそれぞれの方法によりコーン角によるアーチファクトを軽減している．

一般にコーン角アーチファクトは補正できるものの近似的な画像再構成であることから，アーチファクトの出現は完全に抑えられていない．

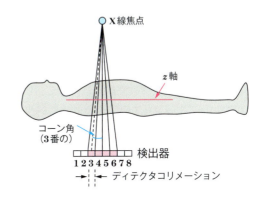

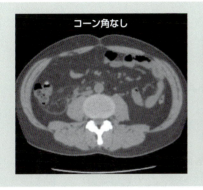
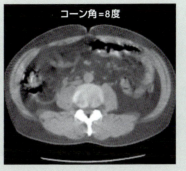
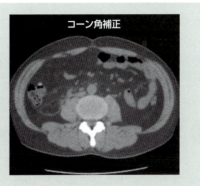

マルチスライスCTの再構成法

マルチスライスCTでは，複数列の検出器が同時にスキャンすることから，その投影データの並びは整然としているが，これにヘリカルスキャンを組み合わせると，ピッチファクタによりその重なりがさまざまに変化し，投影データの関係が非常に複雑になる．しかし，ヘリカル補間再構成の基本に沿っており，同じ投影角度（または対向角度）どうしの複数の投影データを用いて補間（合成）し，目的断面の投影データを生成する（3章⓫参照）．

マルチスライスCTの発展

列数の増大により，コーン角が大きくなり，そのためのアーチファクトの補正は限界に達する．これに対して，新しい3次元再構成法の開発が進んでいる．また，広い範囲の照射により被写体からの散乱線は増大し従来からの散乱線除去格子では能力不足になる．最新CTでは，精巧な3次元構造を持つ2次元グリッドを採用し，散乱線除去能力を高めている．

現在の体軸方向最大幅（160 mm）より広いCTが今後どのような機器構成と再構成法で実現されるかは興味深い．

6 デュアルエネルギースキャン

Basics
- 2つの異なる管電圧（X線質）でほぼ同時にスキャンする方式
- 物質のCT値の管電圧（X線質）依存性を利用して理想的には物質弁別が可能
- 2管球方式，管電圧スイッチング方式，2層検出器方式などのスキャン方式がある

デュアルエネルギー CT

同一スライス面を2つの異なる管電圧（X線質）でスキャンする方式である．人体軟部組織は，水に近い性質を持ち，管電圧が変わってもそのCT値の変化は比較的少ない．しかし，それぞれの組織の線減弱係数 μ は，皆異なるエネルギー依存性を持っている（右図）．その特性が，僅か2つのエネルギーの計測から解析可能であるという原理に基づくことから高と低の2つ（デュアル）のエネルギーを用いる．

エネルギー依存性が分かる，すなわち物質が同定できることから，理想的にはデュアルエネルギーCTから物質弁別画像を生成可能である．現在の技術では，CT値計測の精度の問題から，X線質依存性の高い物質の弁別に着目されており，ヨード造影剤などを弁別してヨードマップを作成するなどの応用がされている．さらに解析で得たエネルギー依存性から任意のエネルギーのCT画像を再構成できる（10章 ㊺参照）．

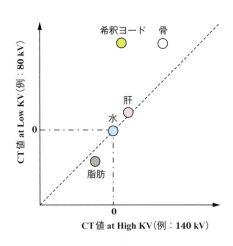

デュアルエネルギーのスキャン方式

デュアルエネルギーCTのスキャン方式に，2組のX線管＋検出器により同時に異なる管電圧でスキャンする2管球方式，1つのX線管で高速に電圧を切り替える管電圧スイッチング方式，そして，2層の検出器を備え1層目で低エネルギーを2層目で高エネルギーを検出する2層検出器方式がある．他に，2回転分を高・低管電圧でスキャンする方式もあり，マルチスライスCTの多列検出器をz方向に2分して，高・低エネルギーを検出させる方式も登場した．

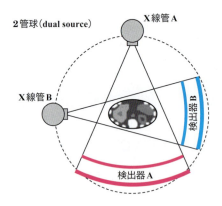

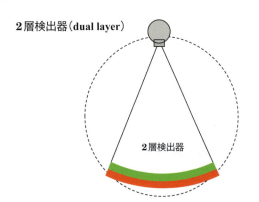

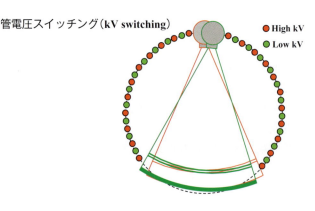

CT装置の歴史

　オーストリアの数学者Radonは，1917年に二次元または三次元に広がりをもつ物体は，さまざまな方向から投影することで，その投影データにより物体が再現できることを数学的に証明した（ラドン変換と逆ラドン変換）．1967年，英国EMI社の技術者であったG. N. Hounsfieldは，Radonの証明した原理を応用したCT装置の開発に着手し，1971年に完成させ1972年にCTの商用第1号機，EMI scannerを世に発表した．このEMI scannerでは，X線管と検出器（NaIクリスタル＋光電子増倍管）が対向して取りつけられており，X線管からはコリメートされた幅3mmの細いX線束（pencil beam）が放射され，この透過X線を対向する検出器で計測する．スキャンの際には，まずこのX線管と検出器を直線走査（translate動作）しながら透過X線強度を測定する．直線走査が終了したらX線管と検出器は1度だけ回転し，引き続き直線走査を行う．180回の直線走査と回転を繰り返して投影データを取得し，画像再構成を行う．当時1スライスの画像を得るのに5分を要したと言われている．

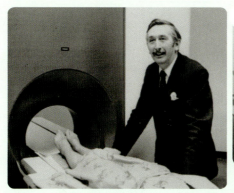

G. N. Hounsfield

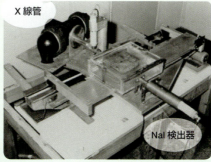

Hounsfieldの実験装置

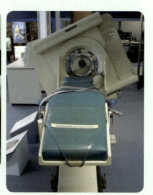

EMI scanner

▶スキャン方式の変遷

　CTのスキャン方式の変遷において，EMI scannerのスキャン方式は，第1世代とされ，translate（直線走査）動作とrotate（回転）動作を繰り返すことからtranslate-rotate（T-R）方式）と呼ばれた．そして，検出器の数を増やして，やや広いビームを用いるT-R方式が，第2世代である．第1世代の開発から，5年足らずで，現在の方式と同じファンビームを用いる第3世代が，米国General Electric（GE）社により発表され，X線管と検出器がともに回転するという意味でrotate-rotate（R-R）方式と呼ばれた．当時の第3世代では，連続回転ではなく交互回転であり，1画像の取得に10秒程度要した．

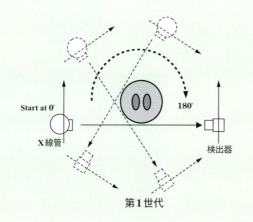

第1世代

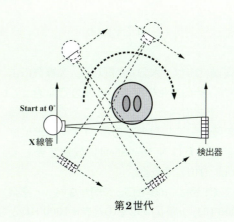

第2世代

7 CT値

Basics
- CT値は，X線の透過のしにくさの指標である線減弱係数μに比例する
- X線質の影響をキャンセルするために水のμとの比をとってCT値を算出する
- 人体内のCT値は，20〜60 HUの狭い範囲に集中的に分布する

X線の透過とCT値

X線量子が物質に入射すると，あるものはそのまま通過し，あるものは物質内で吸収され，またあるものは，散乱して方向を変え物質外に出るか，物質内で吸収される．

CTでは散乱線をできる限り除去して計測するため，扱うX線量子は，そのまま通過するものである．入射した量子数N_0に対して，そのまま透過する量子数Nは，物質の固有の線減弱係数μを係数として指数関数的に減少する．

X線強度は量子数に比例するので入射強度I_0と透過強度Iの関係は，

$$I = I_0 \cdot e^{-\mu t}$$

であらわされ，μは，X線の透過のしにくさの係数と考えることができる（tは物質の厚み）．そして，μはX線質（X線エネルギー）によって大きく変化し，硬い線質（高エネルギー）時，μは小さく，軟線質時，μは大きい．CT装置は，通常120 kVの管電圧を用いるが，装置間でX線質が等しいとは限らないため，μをそのままCT値とすると，装置間でCT値が変化する．そこで水のμ（μ_w）に対する物質のμ（μ_s）の比をとり，水のCT値がゼロとなるように，次式の関係が定められた．

$$\text{CT値 (HU)} = \frac{\mu_s - \mu_w}{\mu_w} \times 1000$$

$$= \left[\frac{\mu_s}{\mu_w} - 1\right] \times 1000$$

人体軟部組織のμは，水のμと同じく，X線質によって変化するが，その変化の度合いは双方で似通っている．よって，上式のように比をとることで，装置間のCT値の差を最小限にしたのである．CT値の単位は，CTの発明者であるG. N. Hounsfieldに敬意を表して，Hounsfield Unit（HU）である．

したがってCT値は，μがゼロ，減弱がない（＝空気）のとき−1000 HU，μがμ_wの2倍のとき＋1000 HUとな

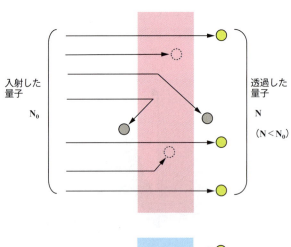

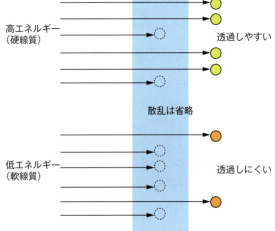

μ	CT値	物質
0	−1000	空気
μ_w	0	水
$2\mu_w$	+1000	≒骨

る．この+1000は骨のCT値に近い（皮質骨は1000〜2000 HUの間）．

人体のCT値

人体組織のCT値は，肺（-900 HU），脂肪（-100 HU）および骨（+1000 HU）を除いて，20〜60 HUの狭い範囲に分布する．それよりやや高いCT値を示すのは，水晶体とヨウ素が集まる甲状腺で100 HU程度である．血液が凝固するとはじめのうちはCT値が高くなり，後に低下する．脳のCT値は20〜35 HUと低いので出血初期は相対的に白く描出される．腹腔内の出血は，臓器実質CT値が脳より高いことから，それほど白くならず，血性腹水の場合は逆に低値に（やや黒く）なる．

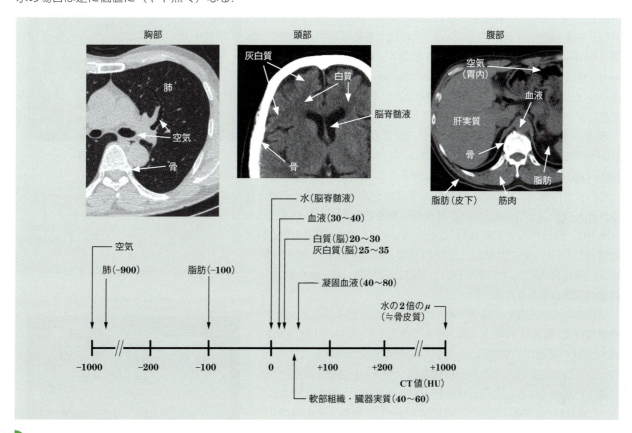

CT値の機種間差と管電圧の影響

CT値は，水の線減弱係数を基準とした値であるため，水のCT値（0 HU）は機種間で差はなく，空気（-1000 HU）も同様である．しかし，軟部組織（臓器や筋肉）は，X線質が低いCT装置ではやや高くなり，さらに骨ではその影響は顕著である．逆に脂肪は，線質が低いときCT値は下がる．

管電圧が120 kVではなく100や80 kVのときは，線質が低くなることと同じであるので，軟部組織や骨のCT値上昇や，脂肪のCT値低下を招く．

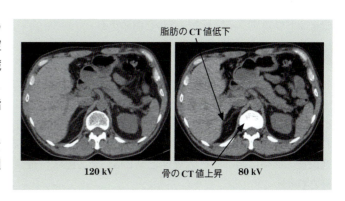

8 CT画像の表示

Basics
- ウィンドウ機能はあるCT値を中心に所定の範囲を濃淡表示する機能である
- ウィンドウ幅は表示コントラスト，ウィンドウレベルは表示輝度をコントロールする
- 目的臓器や周辺の組織をコントラスト良く，またはバランス良く表示するように設定する

ウィンドウ機能

CT画像は，ウィンドウ機能を用いて表示される．このウィンドウ機能では，あるCT値を中心とした所定のCT値範囲内（ウィンドウ）を濃淡表示する．このウィンドウのCT値範囲をウィンドウ幅（window width：WW），中心CT値をウィンドウレベル（window level：WL）またはウィンドウセンター（window center：WC）と呼ぶ．ウィンドウ幅は表示コントラスト，ウィンドウレベルは表示輝度をコントロールする．

例えば腹部をWW＝200 HU，WL＝30 HUで表示するとき，WL－WW/2（30－100＝－70 HU）を黒レベル，WL＋WW/2（30＋100＝130 HU）を白レベルとした濃淡表示となる．

このような表示によって，対象臓器をコントラスト良く表示できる反面，ウィンドウ幅の外のCT値情報は無視される（黒レベル<－70 HU，白レベル>130 HU）ことから，そのWWとWLの設定は安易に行うべきではない．上記例では，腹腔内脂肪（約－100 HU），消化管内空気（－1000 HU），肺底部の肺野（約－900 HU）はすべて黒レベルとなる．

腹腔内を脂肪を含めて観察するためには，上記設定よりウィンドウ幅を広げる．例えばWWを350 HUとすることで，黒レベルは，－145 HUとなり，脂肪がやや暗いグレイとなり濃淡情報が現れる．しかし，ウィンドウ幅を広げたことから肝臓のコントラストは低下する．

黒レベルを0％とし，白レベルを100％とすると，脂肪は約13％（（－100＋145）/350）であり，肝臓は約60％である（その程度の明るさが見やすい）．

このように観察対象の臓器や濃淡表示に含めたい臓器や組織からウィンドウ幅やウィンドウレベルを調節する．

ウィンドウのプリセット機能

人体内のCT値は，患者間で大きく異なることはないため，WW値やWL値はプリセット機能によって，数種類記憶しておき，撮影プロトコルに従ってそれを自動で呼び出す機能が一般的に使用されている．また操作者はマウス操作などによって任意に変更できる．各画像の観察に用いられたWWとWLは，その画像付帯情報に記録される．

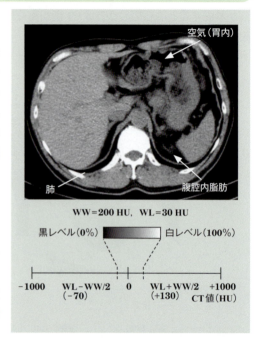

WW＝200 HU，WL＝30 HU

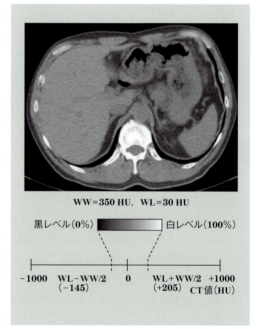

WW＝350 HU，WL＝30 HU

頭部のウィンドウ設定（例）

　頭部のウィンドウ幅は，70〜90 HU 程度の狭い値に設定する．一般に白質と灰白質のCT値差は5〜10 HU程度しかなく低コントラストであるため，脳実質をコントラスト良く表示するためである．また，脳実質以外に表示すべき組織は，脳室内の脳脊髄液（≒水＝0 HU）であり，このウィンドウ設定では約7％のグレイレベルとなることから濃淡情報を損なわない．また脳実質は，約50％の明るさとなる．

　狭いウィンドウ幅は，僅かな低吸収域となる脳梗塞の描出に有効である．また，脳出血は，40〜80 HU程度のCT値を呈することから，白く描出されてその検出にも有効である．ただし，この設定では＋65 HU以上は白レベルとなるため，それを上回るCT値となった場合に骨と同じ白レベルとなり，量の少ない硬膜外（下）血腫の診断時には注意を要する．

胸部のウィンドウ設定（例）

　胸部のWWは，1000 HU以上に設定することが多い．そして肺野（約－900）と軟部組織（血管，気管壁，縦隔内臓器）（40〜60 HU）をバランス良く表示するために，WLはマイナスに設定する．

　WW＝1500 HU，WL＝－500 HUに設定したとき，肺野は，23%，軟部組織は85％程度となり，肺野内では，肺，気管，血管をバランス良く表示しつつ，胸部全体に濃淡情報を損なわない．

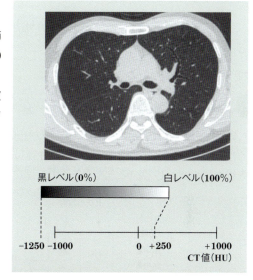

造影時のウィンドウ設定

造影検査に使われるヨード造影剤は，毛細血管や細胞外液に分布するため，臓器全体のCT値が上昇する．よって，造影CT画像ではウィンドウレベルを若干高めるのが一般的である．

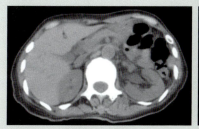

単純CT（腹部）
WW＝400，WL＝30

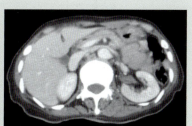

造影CT
WW＝400，WL＝30

9 画像再構成

Basics
- 投影することで，X線透過経路上のμの和が求められ，これを投影データという
- 投影データが多方向から求められれば，そこからに内部のμが計算できる（ラドンの定理）
- 現在のCTに用いられる再構成法は単純逆投影法が基礎となっている

投影

X線を被写体に照射しその透過後の強度分布を得ることを投影という．通常のX線撮影では2次元の投影を行うが，CTでは1列の検出器列が基本であり，1次元（1ライン）の投影である．

投影を行うと，検出器から透過後の強度分布が得られる．ここで被写体がない場合の強度値I_0，μ_1とμ_2からなる被写体透過後の強度値をI_Aとすると，次式のような簡単な計算から，透過経路上の線減弱係数の和（$\mu_1 + \mu_2$）が求められる．

$$I_A = I_0 \cdot e^{-t(\mu_1 + \mu_2)}$$

であるので両辺対数をとり

$$-\frac{1}{t}\log\left(\frac{I_A}{I_0}\right) = \frac{1}{t}(\log(I_0) - \log(I_A)) = \mu_1 + \mu_2$$

この計算を各投影経路ついて行うことでにμの和の分布が得られ，これを投影データという．

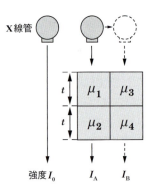

投影データ　$p_A = \mu_1 + \mu_2$　$p_B = \mu_3 + \mu_4$

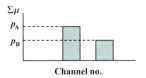

簡単な再構成例

2×2の最も簡単な例で，投影データからの再構成を考えよう．この再構成は実機で行われている計算とは異なるが，投影データから内部のCT値が計算し得ることを示す良い例である．推測したCT値と投影データとの誤差を徐々に小さくしていく方式であるので逐次近似法（加法近似法）の一種である．

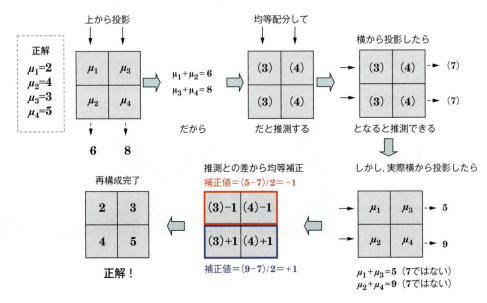

先の2×2のマトリクスにおける投影の考え方は，もっとサイズの大きいCT画像マトリクス（512×512）であっても同様に適用できる．

例えば，ファンビームの投影においてi番目の検出器素子では，X線焦点とその素子を結ぶ経路が投影経路である．よって，被写体のないときの強度値I_0と素子で検出した強度I_iからその透過経路上のμの和が求められる．これをすべての素子について計算すれば投影データ$p(i)$が完成する．

> **ラドンによる再構成理論**
> オーストリアの数学者 **Radon**（ラドン）は，投影データを物体の周りから多数取得し，その集合から物体を再現できることを証明した．この物体の投影はラドン変換と呼ばれ，この逆変換（逆ラドン変換）とともに **CT** の画像再構成の基礎となっている．

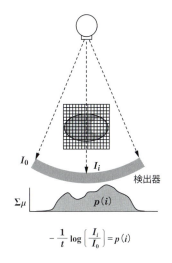

逆投影

2×2の簡単な再構成例で扱った演算法は，512×512マトリクスに適用するのは困難である．そこで投影データを画像面に逆投影するという手法が考案された．この逆投影では，投影データを検出器側から焦点に向かって（逆方向）投影経路上に配分する．

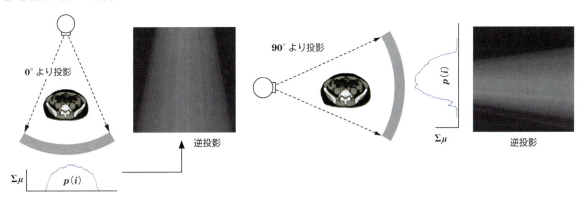

単純逆投影法

逆投影をしながら，次々と逆投影画像を加算していくことで，不完全ながら画像再構成がなされる．この画像再構成法を単純逆投影法と呼ぶ．この方法による画像は非常にコントラストが悪く，臨床に供されるものではないが，次に述べるフィルタバックプロジェクション法の基礎となる．

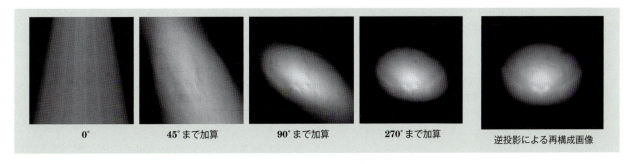

10 フィルタバックプロジェクション法

Basics
- フィルタバックプロジェクション法では，投影データにフィルタリングをしつつ単純逆投影を行う
- フィルタリングの度合いを調節するのがフィルタ関数（フィルタカーネル）である
- フィルタ関数により画像のシャープネスを調整でき，撮影部位や診断目的に合わせてこれを選択する

フィルタバックプロジェクション法

　単純逆投影法を応用しつつ，その欠点である画像の顕著なボケを補正する方法が，フィルタバックプロジェクション（filtered back projection：FBP）法である．この方法は，現在のCT装置に採用されている画像再構成法である．

　投影データを単純に加算することによって生じるボケの量は一定の規則に従うので，それを投影データレベルで補正しつつ，加算する．

　結果的に，単純逆投影法の手法に，投影データの補正（フィルタリング）を加えるだけで良く，単純逆投影法のシンプルな手法をそのままに高画質なCT画像再構成法が達成される．

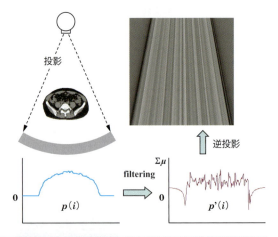

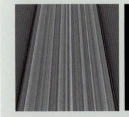 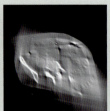 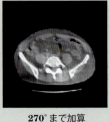 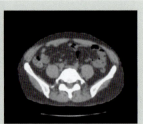

0°　　45°まで加算　　90°まで加算　　270°まで加算　　FBP法による再構成画像

フィルタ関数（8章㉞参照）

　FBPのフィルタ補正は，単純逆投影法のボケを補正する目的で行われるが，このボケ補正を空間周波数領域で行うには，まず投影データをフーリエ変換し，空間周波数領域データに変換し，これにフィルタ関数を掛け合わせる．そして，逆フーリエ変換することでフィルタ補正がなされる．単純逆投影法のボケを補正する基本のフィルタをRamachandran-Lakshminarayanan（RL）フィルタまたはrampフィルタと呼ぶ．フーリエ変換を用いずに投影データにフィルタカーネルを重畳積分（コンボリューション）する方法でフィルタリングする手法もある．

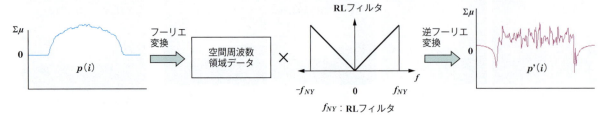

フィルタ関数（フィルタカーネルまたは再構成カーネル）のフィルタ補正度合いを調節することで画像のシャープネスを調整できることから，CTではこれを積極的に利用する．このフィルタ関数は，CT装置に数種類から十数種類装備され，部位や診断目的に合わせて選択する．

　一般に腹部用のフィルタ関数が装置の標準的なフィルタ関数として位置づけられる．この標準フィルタ関数は，高空間周波数ノイズ（細かい成分のノイズ）を抑制するようなスムージング的な空間周波数特性を持っている．これに対して，骨用などの高解像度フィルタ関数では，高空間周波数を強調するような特性を持っており，シャープネスの高い画像を提供する．この高解像度フィルタ関数を腹部に適用すると，ノイズが強調されて診断に適さない．

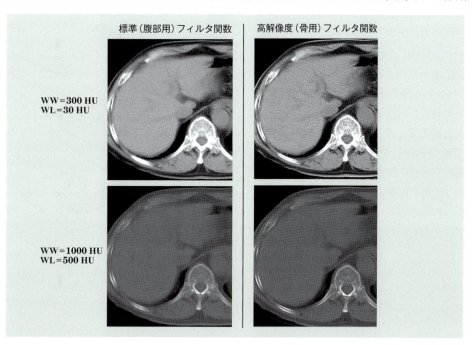

フィルタ関数の例

A社

フィルタ関数名	対象部位	特性
H30	頭部	スムージング
B30	腹部，軟部	スムージング
B70	骨	エッジエンハンス
U90	内耳	エッジエンハンス

B社

フィルタ関数名	対象部位	特性
Standard	腹部，頭部	スムージング
Bone	骨	エッジエンハンス
Lung	肺野	エッジエンハンス
Soft	軟部組織	スムージング

生データと画像データ

　スキャンにより生成された投影データの集合（1章❷サイノグラム参照）は，生データ（raw data）として，コンピュータの記憶装置に記録される．この生データから，フィルタ関数やDFOV（1章❸参照）を変更して，何度でも再構成可能である．この生データに対してCT画像のデータを画像データと称する．ヘリカルスキャンの生データにあっては，再構成間隔も変更可能で，マルチスライスCTではさらにスライス厚も変更可能である．通常診療の生データは一定期間経過後消去されるのが一般的である．生データのデータ量は画像データより有意に大きい．

11 マルチスライスCTの画像再構成法

Basics
- マルチスライスCTでは，複数の検出器列の投影データを用いたヘリカル補間再構成が可能
- 一つの画像再構成中に検出器列が切り替わるためアーチファクトが生じることがある
- コーン角補正の再構成法としてFeldkamp法などが用いられる

ヘリカル補間再構成法

マルチスライスCTでは複数列のスキャンで投影データ取得しつつヘリカルスキャンを行うことで，広範囲を高速にスキャン可能である．

このスキャンによって得られた投影データから1列（シングル）のヘリカル補間再構成法に準じた再構成法によって画像再構成が可能である．

例えば4列検出器のマルチスライスCTでピッチファクタ=0.75でスキャンした時の展開図を見てみよう．ここでは投影データの実データと対向データは，1列の幅の半分の間隔で均等に配列される．ピッチファクタが1以下であるので，一部ラインが重複しているが補間再構成に利用可能なデータ列に富んでいる．

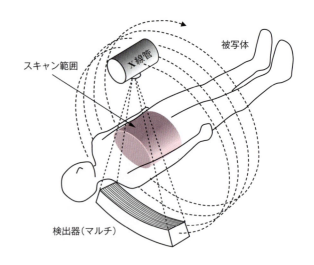

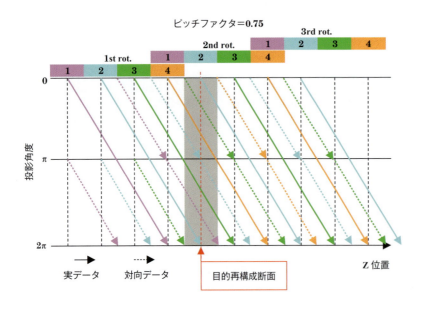

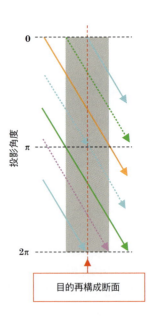

目的再構成断面付近には，投影データが均等に並び，それぞれの投影角度に着目すると異なる検出器列のデータが混在しながら存在する．これらから1章❹の補間で述べた補間計算に準じて投影データに重み付け加算することで目的断面の投影データが得られる．これを360°分作成し，フィルタバックプロジェクション法にて再構成が可能となる．

　補間に用いる投影データは投影角度によって切り替わり，補間の一貫性に欠ける面があるため，物体形状によってはアーチファクトが発生しやすい（ヘリカルアーチファクト）．このアーチファクトは再構成位置ごとに風車の羽根のように回転するように見えることから，ウィンドミル（windmill：風車状）アーチファクトともいわれる．

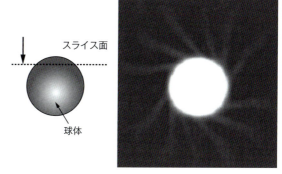

球体の端の再構成画像

コーン角に対応した再構成法

　1章❺で述べたようにマルチスライスCTでは，各検出器列のファンビームが傾斜しており，この角度をコーン角と呼ぶ．このコーン角が大きくなると再構成画像にアーチファクトが現れ画質を損なう．そこで，Feldkampらよって提案された再構成法では，X線焦点，再構成断面，検出器の位置関係を考慮し，一つの投影データを生成する時に，複数列の投影データからの合成を行う．この方法は，複雑な計算を必要とするが，3次元的な再構成が行えることから近似的3次元再構成法として位置づけられる．

　この他，X線軌道に沿った未完成な再構成画像（斜平面画像）を複数作成し，それを合成することで画像再構成を行う方法がある．

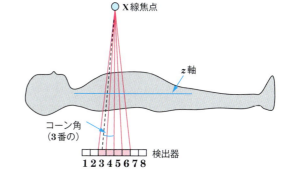

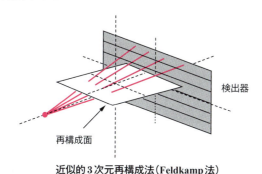

近似的3次元再構成法（Feldkamp法）

斜平面の合成による再構成法

12 逐次近似再構成法

Basics
- 逐次近似再構成法では投影と逆投影を繰り返し行い，ノイズ低減やアーチファクト低減を得る
- 画像レベルの繰り返し演算を組み入れる逐次近似応用型再構成が臨床で使用される
- エッジを保存しながらノイズを低減でき，被ばく低減に寄与するが，画像の違和感が問題

概要

オリジナルの投影データと再構成された画像から生成した投影データとの矛盾を繰り返しループ演算によって最小にして，正しい再構成画像を得る手法が逐次近似再構成法（iterative reconstruction：IR）である．3章❿で述べたFBP法とは異なるCT画像の再構成手法である．近年のIR法は，被ばく線量低減を目的としたノイズ低減やアーチファクト補正などの目的に実装されてきた．

再構成の過程でノイズやアーチファクト補正，およびエッジ保存のための処理を組み込むことで画質向上をはかる．

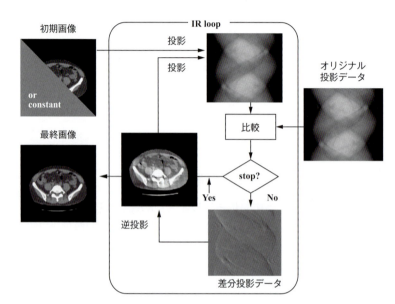

逐次近似再構成法と逐次近似応用型再構成法

逐次近似再構成法では，通常の再構成で行われる1画像分の投影と逆投影を繰り返すため再構成時間が延長する．そこで，画像レベルのみやサイノグラム（1章❷参照）レベルのみでの繰り返し演算を組み入れて再構成時間を短縮する手法から臨床使用がはじまり，これを逐次近似応用型再構成法と呼ぶことがある．これらの逐次近似再構成法や応用型再構成法には，各社独自の手法を盛り込まれるため，いわゆる"black box"となっており処理の詳細は不明である．

逐次近似応用型再構成法

FBPによる再構成時間とほぼ同程度（やや延長）で再構成でき，劇的ではないもののノイズ低減効果が得られる．また，高吸収部位や低線量時のヤスリ状アーチファクト（4章⓰参照）を低減する効果を示すものもある．

ノイズ低減とともに，若干の空間分解能低下を伴うことが多く，その点を考慮して使用する必要がある．

Model based iterative reconstruction（MBIR）

　投影と逆投影を繰り返す演算の際に，投影，透過，および検出の物理的および幾何学的条件を組み入れて（modeling），巧みにノイズ低減を行う．大幅なノイズ低減やアーチファクト低減が得られ，なおかつ，空間分解能の犠牲が少ない．ただし，FBPによる画像を見慣れた者にとって，違和感のある画像となる点が指摘されており，それが課題である．再構成時間が臨床的な要求に応えられていないのも改善の余地がある．

　逐次近似再構成法に分類されるが，modelingにおける処理方法は各再構成法により異なるので，画質に差異がでる．

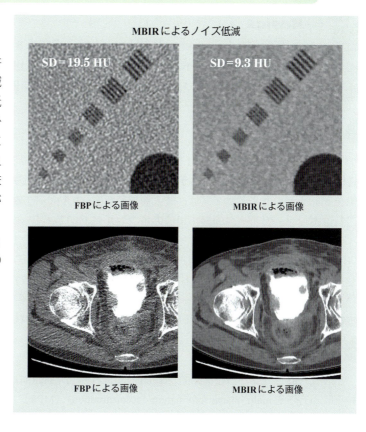

画像の違和感？

　再構成においてさまざまな処理が組み入れられるため，FBPによる画像と画像の性質が大きく異なり，plasticな画像などの印象を与え，読影者が違和感を覚えることも少なくない．ノイズ低減においては，低線量であっても，あたかも高線量で撮像したかのような画像となれば，画像の違和感は抑えられる．しかし，低いノイズかつエッジがシャープである反面，細部の凹凸は改善されないなど，未だ課題は多い．

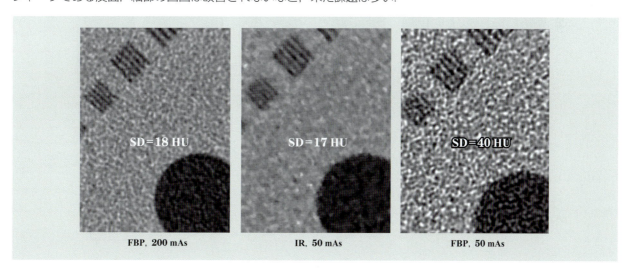

13 3次元CT画像（ボリュームデータ，MPR，CPR，MIP）

Basics
- 等方位性（isotropic）のボリュームデータから3次元CT画像が再構成される
- MPRは，ボリュームデータから任意断面を抽出する処理であり，画像診断に多用される
- 最大値投影によるMIPでは，造影血管の描出に有効であるが物体の前後関係が反映されない

ボリュームデータ

マルチスライスCTによって，1 mm以下のスライス厚が常に得られ，この画像の集合は，ボリュームデータとして扱える．CT画像の最小単位であるピクセルのサイズは，成人腹部で0.5〜0.8 mmであり，これはボリュームデータの最小単位のボクセルにおいてxy方向のサイズとなる．そして，z方向のサイズは，画像再構成間隔であり，1 mmスライスであればそれに等しいかやや小さくすることから，このボクセルは，ほぼ等方位性（アイソトロピック，isotropic）の性質を持つ．

このような等方位性のボリュームデータは3次元的な情報提供にふさわしいことから，CT画像を用いた3次元画像が臨床で多用される．

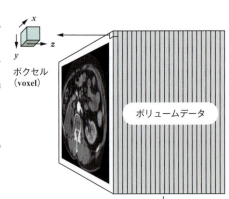

MPR

ボリュームデータから冠状断面（coronal），矢状断面（sagittal），斜断面（oblique）を抽出する方法をmulti-planar reformation（reconstruction）（MPR）という．

MPR画像は2次元画像であり，ピクセル値はCT値であるので，通常のスライス画像（アキシャル（axial）画像）のように，ウィンドウ機能を用いて表示できる．

2次元画像であるものの3次元的に観察できる点で広義の3次元画像と位置づけられる．臨床画像診断ではこのMPRが最も多用されるといわれている．

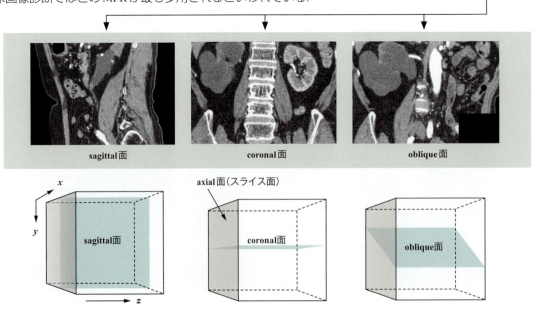

CPR

　MPRが平面の抽出を基本とするのに対して，曲面抽出を行う手法が，curved planar reformation（CPR）である．血管や臓器などの湾曲に沿った画像を得ることで対象臓器を広く1画像で観察できる．

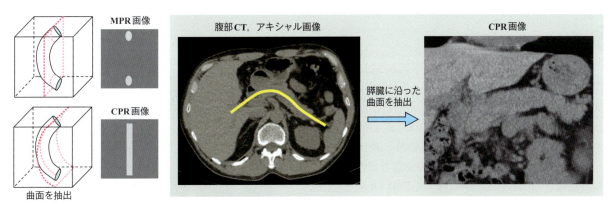

投影

　3次元CT画像は，通常のディスプレイで観察できることから，画像自体は2次元である．よって，3次元画像再構成においては，ボリュームデータを2次元面に一定の法則に従って変換する処理がなされ，これを投影（projection）と呼ぶ．また投影された画像を観察するポイントが視点（viewing point）である．
　3次元CTでは，投影する方向を様々に変えて観察することで，臓器や病変の3次元的構造をより明確に把握できる．

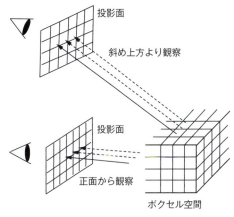

MIP

　ボリュームデータの投影の際に，投影経路上の最大値を記録して，それを投影面のピクセル値とする手法がmaximum intensity projection（MIP）である．MIP画像に投影経路の最大値が常に画像面に現れるため，物体の前後関係が反映されない．また立体感を演出する処理は含まれないため，これも広義の3次元画像の位置づけとなる．造影血管の描出に有効である．

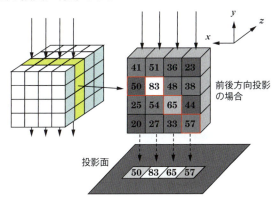

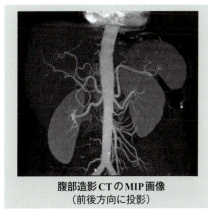

腹部造影CTのMIP画像
（前後方向に投影）

14 3次元CT画像（ボリュームレンダリング）

Basics
- 優れた立体感を提供する3次元CTの標準的再構成法がボリュームレンダリング（VR）法
- 面と光線の関係から陰影付けがされ，視覚的立体感を演出する
- VRの自然な描写は，不透明度の概念によって実現される

ボリュームレンダリング

CTの3次元画像で用いられる標準的な手法．物体表面に陰影を付けて，立体感の非常に高い画像をボリュームデータからレンダリング（表現，演出）することからボリュームレンダリング（volume rendering：VR）法と呼ばれる．VR法では，陰影処理によって巧みに立体感を演出する．

大腸内視鏡や気管内視鏡のような画像を提供する仮想内視鏡画像（virtual endoscopy：VE）もこのVR法を用いる．

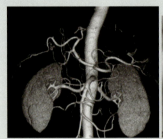
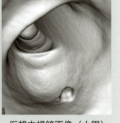

腹部CT血管造影画像からのVR　　仮想内視鏡画像（大腸）

VRにおける陰影処理

陰影処理は，立体的な物体表面の反射および環境光の再現，奥にある物体の非描写処理（隠面処理）からなる．

拡散反射

光源からの光を物体の表面が反射する様を再現する際に最も基本となるのが拡散反射である．

視点側に光源があり，照らされる物体を観察するとき，視点側に向いている面（視線と垂直な面）が最も明るく，それと直角な面は最も暗くなる．この関係はランバートの余弦則と言われ，立体感演出に重要である．拡散反射輝度は，コサイン関数を使って次のように算出できる．

$$Ia = K\ Ii\ cos\ \alpha$$

Ia：拡散反射輝度，K：定数，Ii：入射輝度，α：光線と面の法線がなす角

拡散反射輝度の算出には，物体の表面を特定し，その面が向いている角度を求める必要がある．CTのVR法で最も多く用いられる方法は，CT値勾配を計算するグレイレベルグラディエント（gray-level gradient：GLG）法である．CT画像において物体の境界には必ずなめらかにCT値が変化する領域があり，そのCT値勾配の方向は，物体表面の法線方向に等しい．この関係を利用してGLG法では物体表面の角度を求める．

鏡面反射

立体感の演出には，拡散反射だけで十分あるが，よりリアルな描写のために艶感を与えるのが鏡面反射である．ただし，一定規則に従って反射を制御するだけなので，真実性はない．

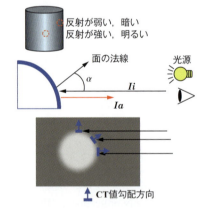

拡散反射のみ　　拡散反射＋鏡面反射

隠面消去処理

奥にある物体を手前にある物体との関係を考慮しながら隠す処理が隠面消去処理であり，VR法においては，この次に述べる不透明度の処理によって，奥の物体は必然的に隠される．

VRにおける不透明度

　物体表面の認識は，閾値を設定して，その閾値未満と閾値以上を分ける2値化処理により容易に達成できる．しかし，2値化で求めた境界は滑らかさに欠けるだけでなく，細い血管などはCT値が低下して閾値以下となり，まったく描出されないという問題が生じる．そこで，VR法では，不透明度（opacity）という概念を用いて，閾値ではなく，あるCT値範囲に連続的に変化するopacity曲線を設定し，表面の反射を連続的に制御して，滑らかな表面を再現し，また細かい構造の消失を防ぐ．また，不透明度の設定方法によっては，あるCT値の物体を半透明の状態にして，その奥にある物体と合わせて表示することも可能となる．

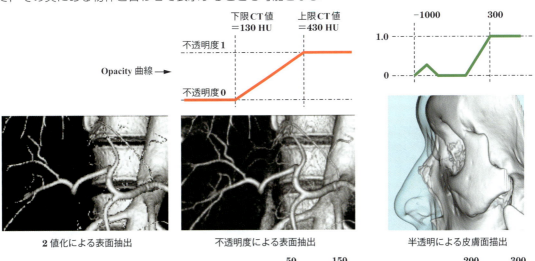

2値化による表面抽出　　不透明度による表面抽出　　半透明による皮膚面描出

　Opacity曲線をCT値方向にスライドさせることで，抽出する物体のCT値レベルを変化できる．造影血管では，そのCT値レベルによって描出される血管や血管の太さが変化するので注意が必要である．また低くしすぎると，不要な陰影が重なり画質を損なう．

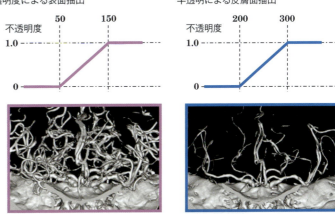

カラーレンダリング

　Opacity曲線に，カラースケールを付加することで，CT値に応じた色付けをすることができる．この色付けは任意に変更できるが，あくまでも主観的な演出であることを認識すべきである．

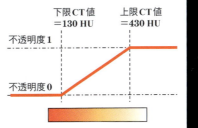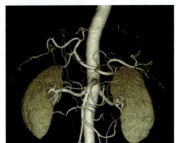

3次元CT画像（元画像の画質）

Basics
- Isotropicなボリュームデータのために1 mm以下のスライス厚は必須
- 再構成間隔をスライス厚以下とすることで細部の画質が向上する
- ノイズにより3次元画像にノイズが示されるのではなく，表面に凹凸が現れる
- 標準フィルタ関数が好んで使われる

CT画像の画質の影響

スライス厚

　3次元CT画像のためのボリュームデータは，isotropic（等方位性）であることが必要となる（3章⑱参照）．アキシャル画像のピクセルサイズが1 mm以下なので，isotropicとなるためには，スライス厚は1 mm以下でなければならない．スライス厚が厚い場合（例：3 mm）は，細かい解剖構造のCT値がパーシャルボリューム効果で低下し，3次元画像から消失する場合がある．また，xyに対してzの空間分解能が低下することから画像に歪みが生じやすい．

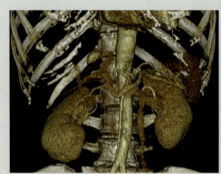
スライス厚 = 1 mm

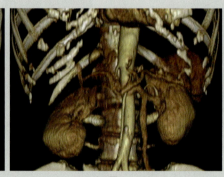
スライス厚 = 3 mm

再構成間隔

　スライス厚とともに，再構成間隔も体軸方向の空間分解能への影響因子である（5章㉓参照）．再構成間隔が大きくなると，スライス画像間のギャップにより3次元画像が不鮮明になったり形状歪みが生じる．また，通常の診断画像のようなギャップレス（例：スライス厚 = 1 mm，再構成間隔 = 1 mm）よりも，細かい再構成間隔（オーバーラップ再構成）とすることで一般的には細部の描出能が向上する．

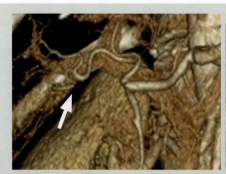
スライス厚 = 1.25 mm
再構成間隔 = 0.6 mm

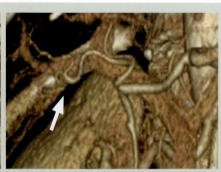
スライス厚 = 1.25 mm
再構成間隔 = 1.25 mm

ノイズ

　CT画像に含まれるノイズは，VR画像では特異的な影響を及ぼす．通常VRでは，物体の表面の傾斜をCT値勾配から算出する（グレイレベルグラディエント法，3章⑭参照）．この処理過程でノイズはその精度を低下させ，表面の不規則な凹凸を生じる．またさらにノイズが多くなると，ノイズと対象の区別が困難となり，細かな粒がレンダリングされ現れる．

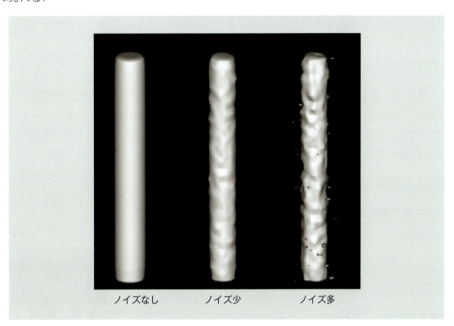

ノイズなし　　　ノイズ少　　　ノイズ多

フィルタ関数

　通常アキシャル画像では，高解像度フィルタ関数を用いることで，シャープネスが向上し，骨などの描出に有効である．しかし，高解像度フィルタ関数により，画像ノイズも増強されるため，それが細かいゴミの集合にように描出され画質を損なうことがある．従って，VR画像では標準フィルタ関数が多用される．

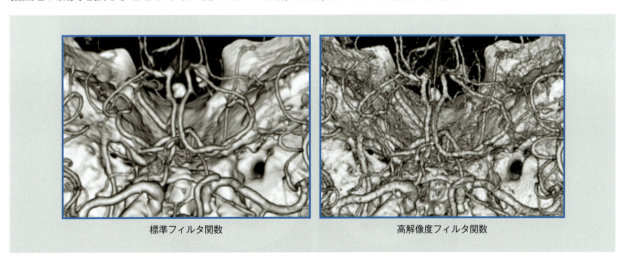

標準フィルタ関数　　　　　　　　　高解像度フィルタ関数

16 アーチファクト1（CT値の正確性低下）

Basics
- 被写体に存在しない陰影をアーチファクトと呼ぶ
- スライス厚内に異なるCT値の物体が混在するとパーシャルボリューム効果でCT値が不正確になる
- ビームハードニングによりCT値の低下が生じる
- 散乱線除去は正確なCT値計測のために重要である

アーチファクト

CT画像中には，被写体，投影データ取得，および画像再構成のそれぞれ，また複合的要因によって被写体内に本来ない陰影が現れることがある．これらを総称して，アーチファクト（artifact）という．アーチファクトにより，CT値が不正確になったり，診断の妨げになるような邪魔な陰影が生じる場合があり，CT装置ではそれらを抑制するようにさまざまな対策が施されている．

CT値の正確性を損なう要因

パーシャルボリューム（部分体積）効果（partial volume effect）

CT画像の各ピクセルは，スライス厚の中のCT値を平均した値を示す．

影響
- スライス厚の中に異なるCT値の物体が入り込んだ場合には，正しいCT値が画像中に再現されない．
- 物体の3次元形状によっては，存在しないはずの陰影が現れることもある．
- 物体の形状が体軸方向に急激に変化する場合は辺縁が平均されることにより不鮮明になる．

対策

パーシャルボリューム効果を抑制するためには薄いスライス厚を採用することが効果的である．ただし，薄いスライス厚によって画像に寄与する線量が減少しノイズが増加するので注意が必要である．

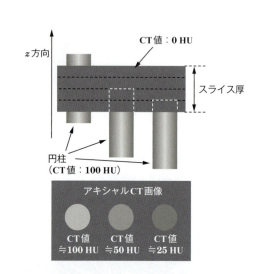

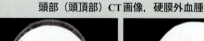
頭部（頭頂部）CT画像，硬膜外血腫

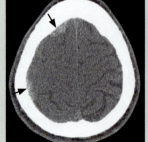
スライス厚＝1.25 mm

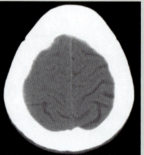
スライス厚＝5 mm

ビームハードニング（beam hardening）

CTで用いられるX線は，連続X線（低エネルギーから高エネルギーまでの連続分布を持つX線）であるため，被写体透過中に低エネルギー成分から徐々に吸収され，被写体透過後にはX線質が硬くなる．これをビームハードニングという．

影響

- X線質が硬くなるとμは低下するためCT値が低下する．円形物体の場合は，中心部と周辺部で線質硬化の度合いが異なるため，中央部のCT値が低下し，カッピングという現象が生じる場合がある．
- 分厚い骨に挟まれた領域でCT値が低下する．

対策

投影データに非線形補正を行う，または，一度の再構成画像から骨を検出し骨の分布を考慮して再構成し直す（ソフトウェア補正）．

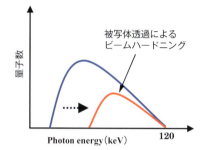

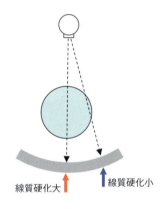

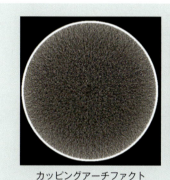

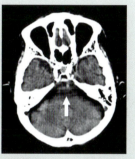

散乱線

CTの投影データ収集は，散乱線除去格子により極力散乱線を除去した状態で行われる．しかし，マルチスライスCTで検出器列数が増加し，z方向の照射範囲が広がると散乱線除去が十分でなくなりCT値の正確性に影響する．128列以上のCTにおいては，散乱線除去効率の高い2次元散乱線除去格子を装備する場合もある．

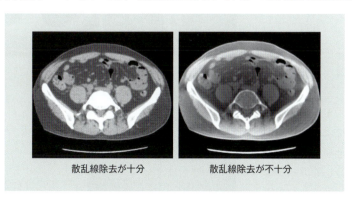

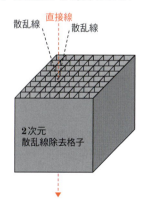

17 アーチファクト2（被写体および装置不良起因）

Basics
- 被写体の動きによって，ストリーク状や2重エッジなどのアーチファクトが生じる
- 金属が高吸収であることからストリーク状アーチファクトが生じる
- 検出器やX線発生装置の異常によって，リング状，シャワー状などのアーチファクトが生じる

被写体に起因するアーチファクト

モーションアーチファクト
CTの基本原理では，360度の投影の間に被写体が固定されている必要がある．よって，被写体の動きによって再構成に誤差を生じアーチファクトを呈する．これをモーション（体動）アーチファクトという．

影響
僅かな動きであってもモーションアーチファクトは顕著になることがあり，ボケや多重エッジを含む画像となるだけでなく，すじ（ストリーク）状の陰影（ストリークアーチファクト）を呈する場合もある．

対策
回転を速くすることで投影データ収集の時間が短縮される．360度分以上の投影データを取得し，投影の最初と最後に重み付け処理を施すことでアーチファクトを抑制する処理もある（over-scanning）．

金属アーチファクト
体内に金属が存在する場合，金属にX線が吸収され透過後の強度が極端に低下する．その強度が検出限界レベルに達すると再構成が正確に行われなくなり，アーチファクトを生じる．また顕著なビームハードニングも発生する．これを金属（メタル）アーチファクトという．

影響
金属から放射状に広がるストリークアーチファクトを生じる．その程度やストリークの現れ方は，金属の材質や形状によってさまざまである．

対策
ガントリを傾斜させるチルトスキャンにより，金属部を避けながら目的部位をスキャンすることができる場合がある．最近は金属部の投影データを補正してアーチファクトを低減したり，デュアルエネルギースキャンの応用によって低減するなどの対処法がある．

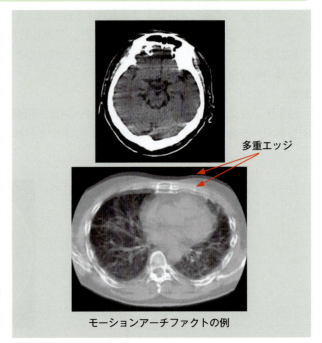

多重エッジ

モーションアーチファクトの例

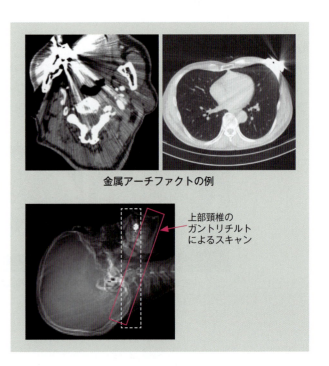

金属アーチファクトの例

上部頸椎のガントリチルトによるスキャン

装置の不良に起因するアーチファクト

リングアーチファクト（検出器素子の異常）

検出器素子の1つが異常となったとき，その異常ポイントは1回転で円の軌跡をたどるためリング状のアーチファクトとなる（マルチスライスCTでは円弧状の場合有り）．

影響

検出器素子の異常の程度によって，淡いリングからくっきりとしたリングまで様々であり，画像の一点ではなく広範囲に及ぶことから，診断の妨げになりやすい．

対策

素子の均一性の不良の場合は，キャリブレーション（均一性補正など検出器の状況を正常にする調整処理）によって回復することがある．

シャワー状アーチファクト

スキャン中にある角度で一瞬X線出力が異常となったときに，1つのファンビームが異常値を示すことからシャワー状のアーチファクトを生じる．

影響

異常の度合いによってアーチファクトの強度が異なるが，画像全体にわたる陰影であるため画質を顕著に損なう．

対策

X線管の真空度低下などによってX線出力が一瞬異常となった場合には，ゲッタという真空度改善措置をとることで改善する場合がある．

造影剤の付着

造影剤がなんらかの原因で滴下しガントリ開口部に付着した場合にシャワー状に近いアーチファクトが生じる．

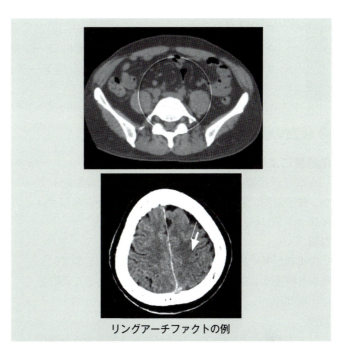

リングアーチファクトの例

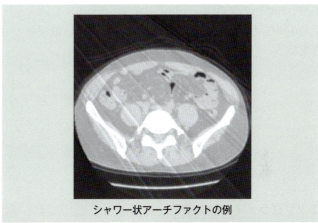

シャワー状アーチファクトの例

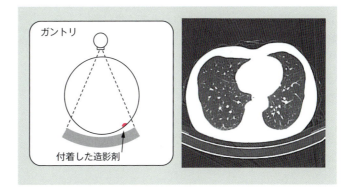

18 アーチファクト3（装置限界および再構成法の影響）

Basics
- 低線量スキャン時にX線検出限界に近づくとノイズが顕著に増加することがある
- ヘリカルスキャンで高ピッチ用いた場合に補間精度不良からアーチファクトが生じる
- 16列以上のマルチスライスCTではコーン角によるアーチファクトが生じることがある
- ヘリカルアーチファクトとコーン角アーチファクトはともに骨などの高吸収物体の周りで顕著となる

装置の限界によるアーチファクト

低線量によるアーチファクト
極端な低線量時に，被写体透過後のX線強度が低下し，検出限界に近くなることによって，細かいすじ状ノイズ（ヤスリ状）のアーチファクトを生じる．

影響
骨構造が多く高吸収な肺尖部や骨盤部で生じやすい．画像を横断するようにアーチファクトが生じるため診断に影響する．

対策
ノイズを除去しつつエッジ情報を保存するような画像処理（非線形画像処理）が有効な場合がある．また逐次近似再構成法（3章⑫参照）によってある程度低減が可能である．

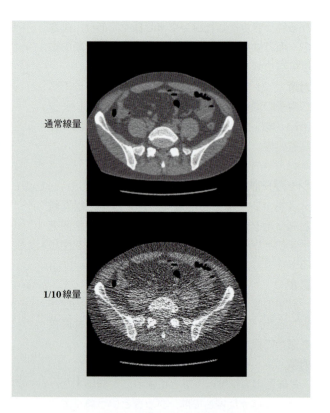

通常線量

1/10線量

エッジグラディエント効果
消化管内の液貯留の液面など投影データにコントラストの高い顕著なエッジが含まれるときに生じる．

影響
エッジ面の延長にストリーク状アーチファクトが現れる．

対策
投影データ取得時のサンプリング間隔（データ密度）を向上させる．低速回転によるスキャンを選ぶことで，改善する場合もある．

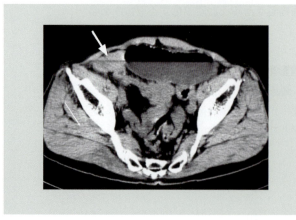

再構成法によるアーチファクト

ヘリカルアーチファクト

ヘリカルスキャンの補間再構成法では，投影データを補間によって生成する．このとき，1以上の高いピッチファクタを用いた場合に補間精度が不良となり，アーチファクトが生じる．

影響

骨などの高吸収物質の周りにアーチファクトが発生し，骨に隣接する軟部組織にアーチファクトが及ぶとき，画質を損なう．

対策

ピッチファクタを1以下に減少させる．列数の多いマルチスライスCT（64列以上）では，1以下の低いピッチファクタで十分なスキャン速度が得られるため，ピッチファクタを高める必要はない．よって，ヘリカルアーチファクトの発生頻度は低い．

コーン角によるアーチファクト

列数の多い（16列以上）のマルチスライスCTでは，コーン角が必然的に大きくなり，例えコーン角補正の再構成法（3章⓫参照）を用いたとしてもアーチファクトが補正しきれないことがある．

影響

骨などの高吸収物質の周りにアーチファクトが発生し，骨に隣接する軟部組織にアーチファクトが及ぶとき，画質を損なう．

対策

スキャン速度が許す場合は，64列の装置であっても32列のスキャンモードを選ぶなどして，コーン角を小さくする．また，逐次近似再構成法によって低減できるとの報告もある．

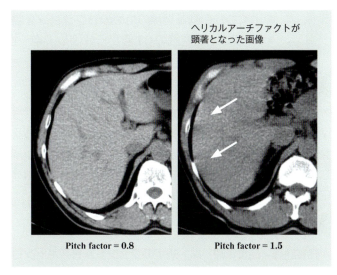

Pitch factor = 0.8　　Pitch factor = 1.5

ヘリカルアーチファクトが顕著となった画像

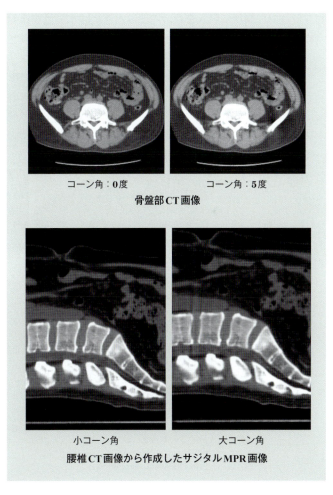

コーン角：0度　　コーン角：5度
骨盤部CT画像

小コーン角　　大コーン角
腰椎CT画像から作成したサジタルMPR画像

19 CT画像の画質（ファントム，CT値）

Basics
- CT画像の画質指標として，CT値，均一性，ノイズ，空間分解能が代表的
- いくつかの画質指標のためのセクションを含む画質評価用のファントムが各社より出ている
- CT値は水と空気のCT値から評価し，均一性は水ファントムで評価する

CT画像の画質評価

　CTスキャンは，管電圧，管電流（線量），回転速度，スライス厚などのパラメータを制御して行い，DFOVやフィルタ関数などを選択しつつ再構成する．このようなパラメータコントロールによって画質が変化するため，画質をいくつかの定量的指標によって試験することで，用いたパラメータの正当性を評価する．また品質管理の一環として画質評価の定量値を利用することもある．主な画質指標（品質評価）項目は，CT値の正確性と均一性，ノイズ，空間分解能（スライス面，体軸方向）である．

画質評価（品質管理）のためのファントム

　画質評価（品質管理）は，規定のファントムをスキャンしてそのCT画像からの測定値の評価によって行う．
　図のような円筒容器として提供されることが多く，この円筒容器の中に各試験項目に対応したファントムを含むセクションが層状に封入され，内部は水または水等価物質で満たされる．円筒容器の中心軸を回転中心軸に正確に合わせて配置する．これによって内部の各セクションは寝台位置を変更することで容易にスキャンできる．

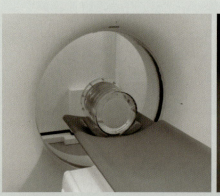
画質評価ファントム（JIS Z-4923）のスキャン

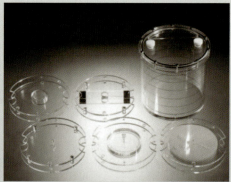
JIS Z-4923ファントムの構成

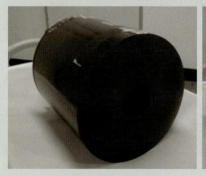
Catphanファントム
（The Phantom Laboratory社）

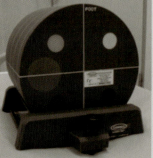
ACRファントム
（Gammex社）

また内部を水だけで満たした円筒容器（水ファントム）も多用される．日本工業規格（Japanese Industrial Standards：JIS）におけるCTの品質管理規格では，頭部に相当する水ファントムとして16〜20cm径の水ファントムを，腹部相当に30〜35cmの水ファントムを規定している．また体軸方向の空間分解能（＝スライス厚）評価用として微小な金属球や金属円盤を封入した構造のファントム（後述）もあり，これは円筒容器とは別に用意される．

CT値

水のCT値は0 HUであり，空気のそれは−1000 HUと規定されている．そこで空気のパートを含むセクションをスキャンし，空気のパートと周辺の水部分からCT値を計測して，精度良く調整されているかを試験する．平均CT値は，画像上に50×50ピクセル程度の関心領域（region of interest：ROI）を配置し，そこから計測する．CT装置は，ROIの平均CT値と標準偏差を測定する機能を必ず装備しており，これを用いることで容易に試験が行える．

影響因子

CT装置は，使用開始時に検出器のキャリブレーション（校正）作業を行い，CT値やCT値の均一性を正常状態にする．使用開始から長時間が経過した場合には，CT値が変動することがある．また，検出器が不良となり安定性が損なわれればCT値の正確性が低下する．

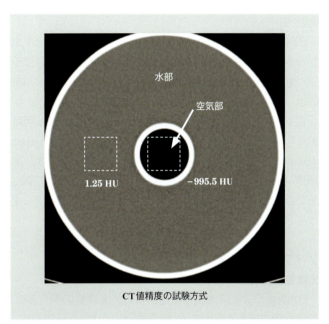

CT値精度の試験方式

CT値の均一性

CT値の均一性は，水だけ（または水等価または軟部組織等価の均一物質）のセクションのCT画像から評価する．画像内の中心と周辺の4箇所に50×50ピクセル程度のROIを配置し，そのROI内の平均CT値を記録するとともに，中心のROIと周辺ROIのCT値差も記録する．この方法は，JIS規格においてCTの品質管理として規定された方法に準拠した方法である．

影響因子

ビームハードニングによって，カッピング現象が現れた場合には，この均一性に影響する．

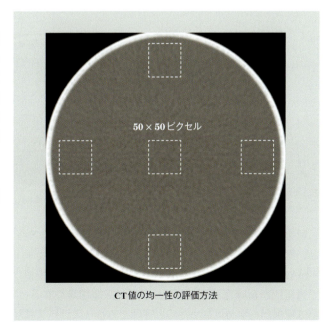

CT値の均一性の評価方法

20 CT画像の画質（ノイズ）

Basics
- ノイズは，水ファントムの均一画像上でCT値のばらつき度合いで評価する
- 均一画像中に配置したROI内の標準偏差（SD値）がノイズの指標として代表的
- 線量が低下するほどノイズは増加し，線量の平方根に反比例する

ノイズ

測定法

　CT値の均一性と同じく，水だけのセクションのCT画像から評価する．JIS Z-4923ファントムの水だけのセクション（20 cm径）は頭部用に相当する．腹部用には30～35 cmの水ファントムを使用する．

　画像内の中心に100×100～200×200ピクセル程度のROIを配置し，そのROI内のCT値の標準偏差（standard deviation：SD）を算出する．この中心のROI配置は，品質管理（装置の安定性などを見る目的）の記録値として有効であるが，画質評価では位置依存性などの目的に応じて，ROIサイズや位置を変えて評価する．

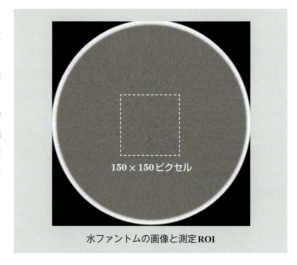

水ファントムの画像と測定ROI

ノイズの影響因子

X線量の影響

　CT画像のノイズは画像に用いられたX線量の平方根に反比例し低線量となるほどノイズが増加する．例えば，線量指標であるCTDI値（7章㉙参照）の10 mGy対して，2.5 mGyでは，線量が1/4であるので，ノイズ（SD値）は約2倍になる．

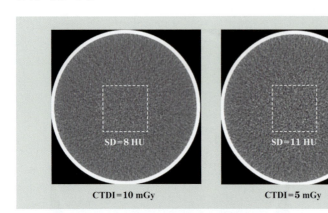
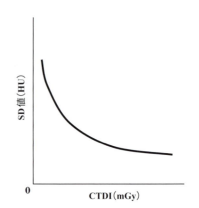

　管電流と回転時間（1回転あたりの時間）の積、つまり100 mA × 0.5 s＝50 mAsとして管電流・時間積を用いると、線量との関係がわかりやすい．同一機種でmAsが同じ場合には、線量は等しくノイズもほぼ等しくなる．

　mAsを一定にして，管電圧を下げた場合は，透過線量が減少するためノイズが増加する．

　管電圧とmAsを一定にして，スライス厚を薄くすると，ノイズが増加する．例えば5 mmから2.5 mmとした場合は線量が約半分になったのと等価である（スライス厚が正しい場合）ので，ノイズは$\sqrt{2}$倍になる．

フィルタ関数の影響

同じ生データ（投影データ）から，フィルタ関数を変えて再構成した場合もノイズが変化する．一般に腹部用の標準フィルタ関数に対して高解像度フィルタ関数では，その高周波強調特性（エッジエンハンス）によりノイズ成分が強調される．この変化は線量による変化とは異質のものであり，後で述べるノイズパワースペクトルでその変化の様子を見ることができる．

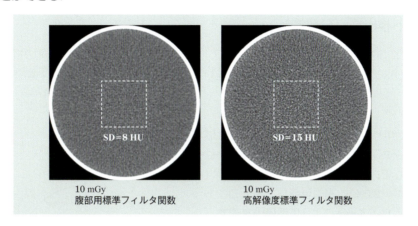

ノイズパワースペクトル

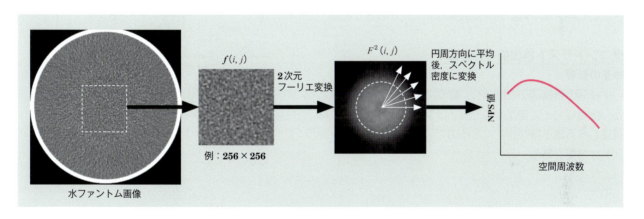

水ファントム画像（均一画像）から，所定の範囲を抽出し，これを2次元フーリエ変換して二乗することで，空間周波数領域のパワー値（パワー：2乗）データとなる．このままでは2次元のままなので，同じ半径（放射方向において同じ空間周波数）のデータを全周に平均して1次元のデータとする．この結果は，ノイズの空間周波数成分量（パワー値）を表すことから，ノイズパワースペクトル（noise power spectrum：NPS）と呼ぶ．

NPSのグラフのy方向は，ノイズ量を示し，X方向は空間周波数（cycles/mm）である．低い空間周波数のノイズは粗いノイズ，高い空間周波数のノイズは細かいノイズに該当する．上記，フィルタ関数の違いは，NPS上で明確に観察できる．

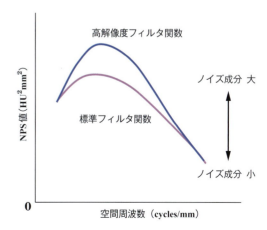

21 CT画像の画質（低コントラスト検出能）

Basics
- 低コントラスト検出能は，低コントラスト物体（円柱や球）を含むファントムで評価する
- 5〜20HU 程度の低いコントラスト物体について，認識できたコントラストと径を記録する
- 線量が低下するほど，低コントラスト検出能は低下する

低コントラスト検出能（分解能）

CT画像のノイズが増加すると，一般に低いコントラスト（ΔHU＝5〜20程度）の物体の視認性が低下する．低コントラスト検出能（JIS規格では低コントラスト分解能）では，このような低コントラスト物体の描出を評価する．

測定法

均一な物質中に，ΔHU＝5〜20程度となる円柱または球を埋め込んだ構造のファントムを用いる．コントラストは，1000 HU を100％として，その％値で示すことが多い（上記5〜20 HUは，0.5〜2.0％）．視認可能な，最低コントラストと最小径により，1％，5 mmのように評価値を表す．

視認性は視覚的な評価値であるため定量値は存在しない．従ってファントムを複数人で観察し，その合議で値を決めるなどして個人差や統計的変動を減らす工夫が必要である．

低コントラスト検出能の影響因子
線量の影響

ノイズの影響因子と同じく，線量に関わる因子に影響される．ただしノイズ量が同じでも，コントラストが高ければ，認識しうる最小径が小さくなるので，評価に用いたコントラストは重要である．

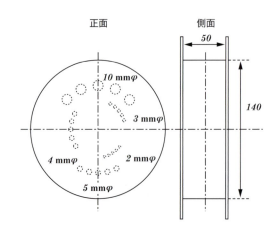

低コントラスト検出能ファントムの構造
（JIS Z-4923）

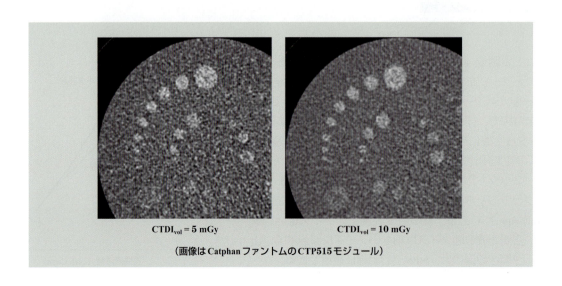

（画像はCatphanファントムのCTP515モジュール）

フィルタ関数の影響

ノイズはフィルタ関数に影響を受け，高解像度フィルタ関数の場合ノイズが増加する．しかし低コントラスト検出能においては影響が異なる．フィルタ関数を変えて再構成した場合，高解像度フィルタ関数ではノイズが強調されるが，それと同時に信号も強調され，低コントラスト検出能に大きな違いがない．すなわち，同じ生データ（投影データ）であることから，基本的な画像の性質に変化がないのである．ただし必要以上にシャープネスを上げてノイズを過度に強調した場合には，視認性が低下するとも言われている．

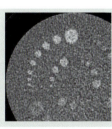
10 mGy
腹部用標準フィルタ関数

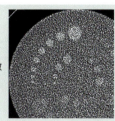
10 mGy
高解像度フィルタ関数

CNR

低コントラスト検出能を定量的に示すための指標にコントラスト-ノイズ比（contrast-to-noise ratio：CNR）がある．これは低コントラスト物体上に配置したROI_Mとバックグラウンドに配置したROI_Bから平均CT値の差を得て，これをバックグラウンドのSD値で除することで得られる．ノイズに対してコントラストがどの程度であるかを示す指標でCNRが高い程よく，CNRが1以下になると視認困難になると言われる．

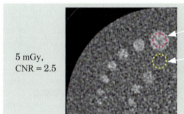
5 mGy,
CNR = 2.5

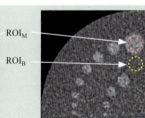
10 mGy,
CNR = 3.3

$$CNR = \frac{ROI_M - ROI_B}{SD_B}$$

ROI_M：ROI_Mの平均CT値
ROI_B：ROI_Bの平均CT値
SD_B　：ROI_BのSD値

CNRの欠点は，シャープネスの異なる画像どうしの比較には用いられないことである．フィルタ関数を高解像度にした場合，ノイズが強調されSD値が増加するため，CNRは顕著に低下する．しかし，視認性はさほど変わらない．単に線量やスライス厚を変化させた場合などの比較ならばCNRは有効である．

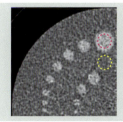
10 mGy
標準フィルタ関数
CNR = 3.3

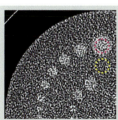
10 mGy
高解像度フィルタ関数
CNR = 0.8

CNRと線量の関係

CNRの計算に用いられるSD値は，通常線量領域で線量の平方根に反比例する（SD^2は線量に反比例）．またコントラストは，ほとんどの場合線量に影響されない．よって，CNRは，線量の平方根に比例し，CNR^2は線量に比例する．これを利用して，CNR^2/線量をfigure of merit（FOM，性能指数）として用いることができる．

22 CT画像の画質（スライス面の空間分解能）

Basics
- CTの空間分解能はスライス面と体軸方向に分けて評価する
- 繰り返しパターンファントムによって分離識別可能な最小サイズで評価する（主観的評価）
- MTFによって空間周波数ごとのレスポンス値として評価する（定量的評価）

空間分解能（スライス面）

　画像工学における解像度と同義であり，隣接する2物体を識別可能な最小サイズで評価する．
　CTの空間分解能は，スライス面と体軸方向で分けて評価する．ここではまずスライス面の空間分解能について述べる．空間分解能は，ノイズに影響されない状態で評価することとされており，そのために非常に高コントラスト（ΔHU＝1000またはそれ以上）を呈するファントムを使用し，ノイズの影響を排除する．よって低線量下では評価は困難である．

測定法
繰り返しパターンファントム

　アクリル円盤に，貫通する穴をその径と等しい間隔で複数個（3〜5個）並べてあけた構造とする．穴の径は，JIS Z-4923ファントムでは0.3〜2.0 mmである．このような繰り返しパターンを含むこととされているので，繰り返しパターンファントムと呼ぶ．円形以外に線状物体を並べたバーパターンによるファントムもある．
　JISファントムの例では，アクリル（120 HU）に対して，空気（-1000 HU）であるのでコントラストは1120 HUとなり十分に高コントラストである．
　観察時には，WW＝10 HU程度にして，WLを徐々に増加させ，すべての穴が描出されたまま分離できる最小径（最小サイズ）を記録する．

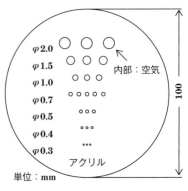

繰り返しパターンファントムの構造
（JIS Z-4923）

影響因子
　フィルタ関数によって大きく影響を受け（3章⑩参照），高解像度フィルタ関数ではより小さい径が分離できる．またDFOV（画像再構成視野サイズ）を小さくすることで，画像が拡大され，空間分解能が向上する．X線焦点サイズにより幾何学的不鋭が変化するので，これも影響する．
　線量は基本的に影響しない．また穴は体軸方向に一様に伸びる物体（円柱や直方体）であるので，スライス厚も関係しない．

フィルタ関数の影響

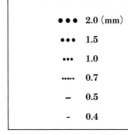

高解像度フィルタ関数
評価値：0.7 mm

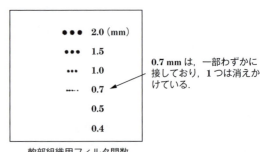

軟部組織用フィルタ関数
評価値：1.0 mm

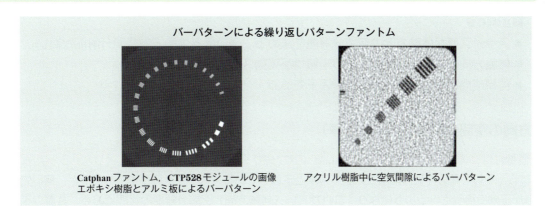

Catphanファントム，CTP528モジュールの画像
エポキシ樹脂とアルミ板によるバーパターン

アクリル樹脂中に空気間隙によるバーパターン

MTF

　繰り返しパターンファントムによる評価には，最小径の情報しか含まれないので，空間分解能の評価としては不十分である．そこで，画像工学分野で解像度の指標とされるMTF（modulation transfer function）がCTの空間分解能評価に用いられる．

　直径0.1～0.2 mmの金属ワイヤをファントム内に固定し，ワイヤを体軸方向と平行となるように配置しCT画像を得る．画像上，ワイヤは点状となり，その画像分布は点広がり関数（point spread function：PSF）を呈する．

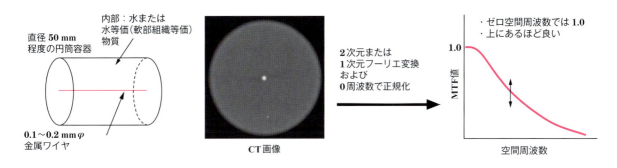

　繰り返しパターンファントムで同じ評価値（例：0.7 mm）となった場合でも，MTFでは大きく異なる特性となる場合がある．MTFでは空間周波数ごとの空間分解能が定量的な値（MTF値，レスポンス値）で得られる．

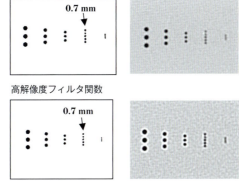
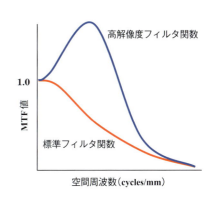

23 CT画像の画質（スライス厚：体軸方向の空間分解能）

Basics
- スライス厚が体軸方向の空間分解能を決める．薄いほど体軸方向空間分解能が高い
- 体軸方向のスライス感度分布の半値幅が実効スライス厚である
- 再構成間隔も空間分解能の影響因子である

体軸方向の空間分解能（スライス厚）

CTの1画像には，ある体軸方向幅（例：5 mm）のCT値が平均されており，これによりパーシャルボリューム効果を生じる．そしてその体軸方向幅をスライス厚と定義している．スライス厚が薄くなるほど，薄い物体であってもCT値が正確に再現されるようになり，これが高い（体軸方向）空間分解能の状態である．装置の操作卓で表示されるスライス厚は，設定スライスであり，実際のスライス厚と等しいとは限らない．

測定法

円筒形の水またはアクリル（または軟部組織等価物質）のファントム内に，微小な金属球（ビーズ，直径：0.1～0.5 mm），または微小な円盤（マイクロコイン，直径約1.0 mm，厚み0.01～0.05 mm）を封入したファントムを用いる．これをビーズ（微小球体）ファントムまたはマイクロコインファントムと呼ぶ．

このファントム軸をz軸と平行となるように配置しヘリカルスキャンでスキャンする．そして設定スライス厚の1/10以下の細かい再構成間隔で再構成すると，微小球体部分のCT値が徐々に変化する複数画像が得られる．

スライス厚の端にビーズが位置する場合は，ビーズはパーシャルボリューム効果によって淡く描出され，スライス厚内の中心に位置する場合は明瞭に描出される．従って，寝台位置に対して，ビーズのCT値をプロットすることで，CT画像の持つ体軸方向の感度分布が得られる．これをスライス感度分布（section sensitivity profile：SSP）と呼ぶ．一般にSSPはCT値の最大値で正規化するので値は相対CT値となる．

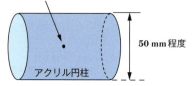

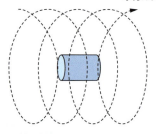

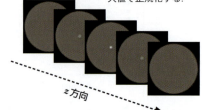

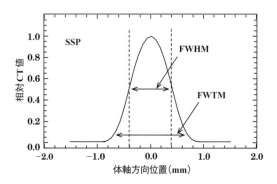

SSPの半値幅（full width at half maximum：FWHM）は実効スライス厚と定義される．またFWHMだけでなく1/10値幅（full width at tenth maximum：FWTM）によって，SSPの広がり度合いを評価する場合もある．

影響因子
設定スライス厚

　設定したスライス厚に，ほぼ等しい実効スライス厚が得られるので，その設定値に応じた空間分解能となる．

　ピッチファクタに僅かに影響を受け，高いピッチファクタのときに，やや実効スライス厚が厚くなる（装置により異なる）．

　1 mm以下のスライス厚設定のときに，誤差が大きく，例えば0.5 mmの設定に対して，0.7〜0.8 mmの実効スライス厚となる場合がある（JIS規格の許容範囲は，1.0 mm以下の場合は±0.5 mm）．

　スライス面の空間分解能と同じくノイズの影響を受けないため，線量などは影響しない．体軸方向の特性であるため，フィルタ関数（スライス面の空間分解能）の影響も受けない．

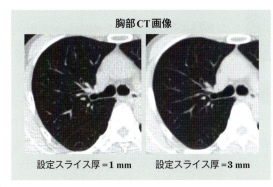

胸部CT画像

設定スライス厚＝1 mm　　設定スライス厚＝3 mm

設定スライス厚	1 mm	3 mm
FWHM（mm）	1.14	2.97
FWTM（mm）	2.10	4.05

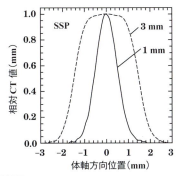

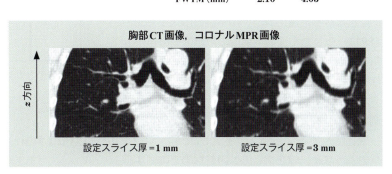

胸部CT画像，コロナルMPR画像

設定スライス厚＝1 mm　　設定スライス厚＝3 mm

再構成間隔

通常の診断画像は，スライス厚と再構成間隔（インクリメント）を等しくすることで，ギャップのない状態とする．これに対して，3次元画像を作成することを目的とする場合は，例えば1 mmの実効スライス厚に対して，再構成間隔をその半分の0.5 mmとすることで3次元画像の画質が向上する．すなわち，再構成間隔も体軸方向の空間分解能の影響因子である．

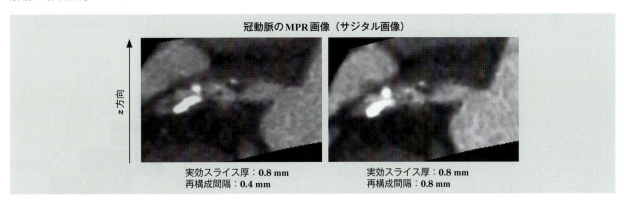

冠動脈のMPR画像（サジタル画像）

実効スライス厚：0.8 mm　　実効スライス厚：0.8 mm
再構成間隔：0.4 mm　　　　再構成間隔：0.8 mm

ノンヘリカルスキャンのSSP測定

　ノンヘリカルスキャンの場合には，ファントム微動機構を有する機器を用いて，スキャンと僅かなz方向移動を繰り返して，そのCT画像から測定する．移動距離は，設定スライス厚の1/10以下とするのが望ましい．

24 CT画像の画質（時間分解能）

Basics
- 1画像中の時間成分幅が時間分解能であり，時間幅が短いほど時間分解能が高い
- 時間感度分布（temporal sensitivity profile：TSP）で評価する
- 回転速度だけでなくピッチファクタにより顕著に影響を受ける

時間分解能

CTの1画像は，ある時間内で取得した投影データにより再構成されるため，この時間幅が時間分解能に関係する．この時間分解能が高い画像は，動きに強くモーションアーチファクトを生じにくい．

体軸方向の空間分解能を断面感度分布（SSP）で評価したのと同じく，時間分解能は，1画像中の時間成分分布を表す時間感度分布（temporal sensitivity profile：TSP）で評価する．ノンヘリカルスキャンのTSPは，その幅が回転時間に等しい矩形となる．またシングルヘリカルスキャンのTSPは，ヘリカル補間再構成のための重み付け分布を反映して，回転時間を底辺とする三角形状となる．

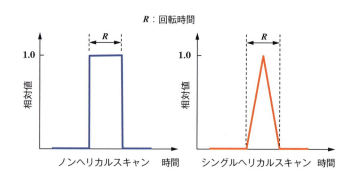

測定法

現在普及するマルチスライスCTでは，シングルヘリカルスキャンのような理論値を得るのは困難なので実測する．

ヘリカルスキャン中に金属球などの高吸収な物質をスライス面を横切るように回転中心ラインに沿って高速（5 m/s以上）に打ち込む．これによって，時間領域のインパルス信号がCTに与えられる＊．

この金属球の一瞬の通過によって，ストリーク画像が再構成され，そのCT値の相対値が，TSPを反映する．

細かい再構成間隔で画像を再構成して，ストリーク上のROI値を計測する．金属球が通過した時点の寝台位置をz_0とすると，寝台位置zは次式によりTSPにおける時間tに変換できる．

$$t = \frac{(z-z_0)R}{WP}$$

（W：ビーム幅，P：ピッチファクタ，R：回転時間）

ROI値からバックグラウンド値を引き，最大値で正規化することでTSPが得られる．

一般に，z_0における時間t_0において，TSPのピークとなるが，ピッチファクタによって，TSPが複雑な形状となることもある．

TSPの半値幅（FWHM）を時間分解能として扱うことができ，1/10値幅（FWTM）も用いられる．

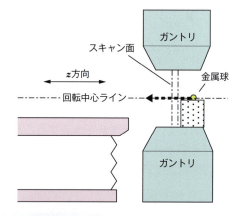

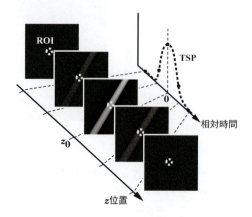

＊Ichikawa K, et al. Phys Med. 2015 31(4)：374-381.

影響因子
回転速度

1画像の撮像時間は，回転時間（s/rot.）に比例する．よって，モーションアーチファクトを軽減するためにCT装置の回転速度を上げることは有効である．

ピッチファクタ

ヘリカルスキャンのピッチファクタは1回転あたりの寝台移動距離であるため，スキャン速度に関係し，ピッチファクタが大きいほどスキャン速度が速くなる．結果的にピッチファクタが大きいほど1画像あたりの時間成分は短くなりTSPは狭小化する．

よって，ピッチファクタが大きいほど時間分解能は高まり，動きに強くなる．しかし，アーチファクトが増加する場合もあるので注意が必要である．

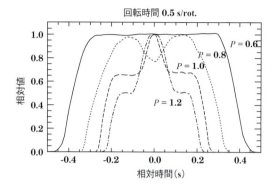

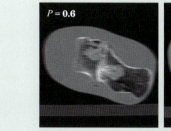 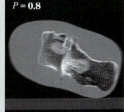 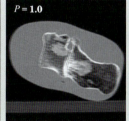 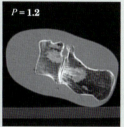

水平方向にゆっくり（7 mm/s）移動する足部ファントムの画像　　P：ピッチファクタ

再構成アルゴリズム

ヘリカルスキャンの画像再構成は，各社独自であるため投影データの利用方法が異なり，これが時間分解能に影響する．ただし，回転速度やピッチファクタの影響ほど顕著ではない．

心臓CTの時間分解能

心臓CTでは，1心拍中の時間成分として時間分解能を扱う．したがって，金属球を通過させながら心臓CTモードで撮影して，細かく心位相を変化させた画像を作成し，その画像からTSPを計測する．ただし，prospective ECG gating法（10章⑮参照）など1心拍で撮像するスキャン方式に限られる．

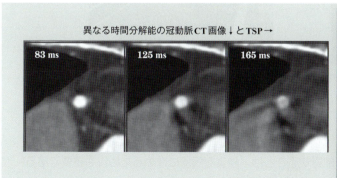 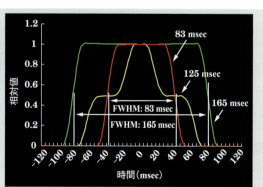

25 精度管理，始業・終業点検，受入試験・不変性試験

Basics
- CT装置の精度管理（性能評価）は，使用しているCTが性能を発揮できているか，またその性能が維持されているかを確認することである
- 始業点検・終業点検の遂行は，日々の検査を円滑に進めるために重要である
- JISでは，受入試験，不変性試験おける項目，許容値などが示されている

CT装置の精度管理（性能評価）

使用しているCTが，その性能を十分に発揮できているか，またその性能が維持されているかを，診療放射線技師は定期的に確認することが必要である．これをCTの精度管理（もしくは性能管理）と呼び，具体的な方法を説明した各種ガイドラインが公表されている．

精度管理（性能評価）の項目としては，次の表に示すようなものがある．これらをCT装置設置時に測定し，その後も定期的に確認していくことが必要である．JIS規格の受入・不変性試験では1〜9の項目の記載がある．

	項目		項目
1	雑音（ノイズ）	7	被ばく線量
2	CT値	8	寝台位置精度
3	均一性	9	患者位置決め精度
4	空間分解能	10	アーチファクト
5	スライス厚	11	CT値の線形性
6	低コントラスト検出能		

CTの精度管理（性能評価）の際には，各項目に対して規定のファントムを撮像し，画像の視覚評価や定量値測定を行う．以下に示すのは，CTの精度管理用（性能評価用）ファントムとしてよく使われるファントムである．これらのファントムはそれぞれ複数のパートで構成されており，全体を撮像することによって，上に示す各評価項目のうちの一部（主に画質に関連する項目）の評価を行える仕組みになっている．これらのファントムは研究目的でもよく使用されている．

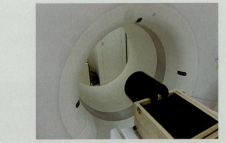
Catphanファントム（The Phantom Laboratory社製）

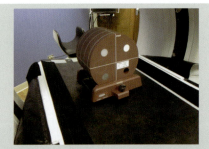
ACRファントム（Gammex社製）

始業・終業点検

始業点検

装置が最良の状態で使用可能かどうかを始業前に確認することは，検査を円滑に進めるためにも重要である．次表に始業点検項目の例を挙げる．

項目	内容
環境，設備の点検	・検査室，操作室，更衣室，待合室の点検（温度，湿度，照明等） ・リネン，物品類の補充 ・医療ガス設備等の点検
機器の点検	・機器の外観，動作の点検 ・システム起動時の異常の有無，ファントム画像のチェック ・附属機器（造影剤注入器，情報システム，プロテクタ等）の点検

終業点検

　終業時には始業点検同様に環境，設備の点検を行うとともに，清掃も念入りに行う．撮像済み画像のサーバへの転送忘れが無いか，未処理画像が無いか，システムが正常に終了するかどうかの確認も行う．

受入試験・不変性試験

　CT装置の引渡しに行うべき試験が受入試験であり，使用者がCT装置の性能を維持していることを確認するために行う試験が不変性試験である．日本産業規格（Japanese Industrial Standards：JIS）では，これらの試験における項目と許容値，頻度（不変性試験のみ）が示されている．

受入試験の試験項目および許容値（JIS Z 4752-3-5：2021）

項目	許容値
患者支持器の位置決め	表示値±1 mm以内
患者位置決め精度	±2 mm以内
再構成スライス厚	2 mm超：±1.0 mm以内，1～2 mm：±50%以内，1 mm未満：±0.5 mm
線量	計算した$CTDI_{vol}$値：表示値±20%以内または±1 mGy以内 測定した$CTDI_w$値および$CTDI_{free\ air}$値：附属文書に記載した値と許容範囲内
ノイズ，平均CT値および均一性	【ノイズ】附属文書の規定の値±15%以内または±0.75 HU以内 【平均CT値】成人頭部，小児頭部，小児体幹部プロトコル要素を用いた小ファントムの画像：±4 HU以内，成人体幹部プロトコル要素を用いた大ファントムの画像，選択可能な管電圧で成人体幹部，小児体幹部プロトコル要素を用いた小ファントムまたは大ファントム（成人体幹部プロトコル要素のみ）の画像：±6 HU以内 【均一性】全ての成人頭部，全ての小児頭部，小児体幹部プロトコル要素の画像：±4 HU以内，全ての成人体幹部プロトコル要素（管電圧の変動の有無に関わらず），管電圧の変動を伴う全ての小児体幹部プロトコル要素の画像：±8 HU以内
空間分解能（高コントラスト）	附属文書で指示した値と許容範囲内

不変性試験の試験項目，許容値および頻度（JIS Z 4752-3-5：2021）

項目	許容値	頻度
患者支持器の位置決め	表示値±1 mm以内	1年に1回
患者位置決め精度	±2 mm以内	1年に1回
再構成スライス厚	2 mm超：±1.0 mm以内，1～2 mm：±50%以内，1 mm未満：±0.5 mm	1年に1回
線量	基礎値±20%以内または±1 mGy以内，さらに受入試験の基準を適用	1年に1回
ノイズ，平均CT値および均一性	【ノイズ】基礎値±10%以内または±0.5 HU以内 【平均CT値】成人頭部，小児頭部，小児体幹部条件で撮影した小ファントム画像；基礎値±5 HU以内，成人の体幹部条件で撮影した大ファントム画像，管電圧を変化させて成人または小児の体幹部条件で撮影した小ファントムまたは大ファントム（成人の体幹部条件のみ）画像：基礎値±7 HU以内，さらに受入試験の基準を適用 【均一性】成人頭部，成人体幹部，小児頭部，小児体幹部のプロトコル要素で撮影した小ファントム画像±4 HU以内，成人体幹部のプロトコル要素で撮影した大ファントム画像±8 HU以内	1年に1回 （別途規定あり）
空間分解能（高コントラスト）	50%および10% MTF：0.75 lp/cmまたは基礎値±15%のいずれか大きい方の値以内，さらに受入試験の基準を適用	1年に1回

26 CT検査の安全管理

Basics
- CT検査において安全に検査を遂行するためには，被検者に対するリスク情報をあらかじめ知っておくことが必要不可欠である
- 被検者に対するリスク情報として，「感染の有無」「ペースメーカ・植込み型除細動器の有無」「造影剤の適応」「妊娠・授乳の有無」「移動・介助等の情報」などがある

CT検査において，安全に検査を遂行するためには，被検者に対するリスク情報をあらかじめ知っておくことが必要不可欠である．

特に以下に示す項目については，見落としによって大きな事故につながる可能性があるため，検査開始前に念入りに確認しておかなければならない．

感染予防について

感染予防を考える際には，自分に感染させないということと，他に感染を広げないということの両面を考えなければならない．まず検査前には，被検者に感染症の診断がないかどうかを，依頼情報，電子カルテ等から取得しなければならない．

また，感染症の診断の有無に関わらず，すべての被検者の血液，体液（汗を除く），粘膜，損傷のある皮膚は感染の可能性があるものとして取り扱わなければならない（標準予防策：standard precautions）．これを基本として，さらに感染経路対策を加えた対策が必要である．

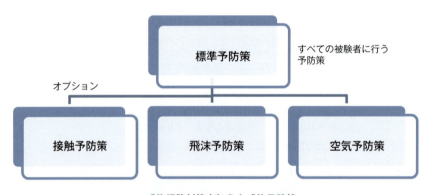

感染経路対策を加えた感染予防策

ペースメーカ・植込み型除細動器について

CT検査を施行した際に，一部のペースメーカで部分的リセットが，また全社のペースメーカと植込み型除細動器でオーバーセンシング（ノイズなどの自己脈以外の電気的信号を感知した場合に発生する電気的刺激を加える機能の抑制）が認められている．そのため，CT検査前にはペースメーカまたは植込み型除細動器の使用被検者かどうかの確認が必要である．

部分的リセットが発生することが報告されているペースメーカの使用被検者を撮影する際には，主治医立会いの下で行うなどの配慮が必要である．オーバーセンシングを回避するためには，本体植え込み部分にX線が5秒以上連続して当たらないようにスキャン計画を立てる必要がある．

造影剤の副作用について（9章 38 参照）

ヨード造影剤による副作用の発現率は軽減されてきているものの，依然として重篤な副作用発現の危険性は皆無にはなっておらず，造影剤投与に際しては，その適応をあらかじめ確認しておく必要がある．

ヨード造影剤による副作用には，以下の表に示すようなものがある．

軽度	中等度	重度
悪心，嘔気 蕁麻疹 掻痒感	嘔吐 著明な蕁麻疹 気管支痙攣 顔面／喉頭浮腫 血管迷走神経発作	低血圧ショック 呼吸停止 心停止 痙攣

造影剤を使用してはいけない「禁忌」としては，以下の2項目がある
（1）ヨードまたはヨード造影剤に過敏症の既往歴がある
（2）重篤な（コントロールされていない）甲状腺疾患がある

その他にも，「原則禁忌」「慎重投与」とされている項目もあるため，使用する造影剤の添付文書をあらかじめよく確認しておくことが必要である．

妊娠と授乳について

ヨード造影剤による胎児への影響は認められていないものの，臨床での安全性は確立しておらず，X線照射を伴うという点も含めて，妊娠中の造影CT検査は可能な限り避けるべきである．

また，微量ではあるが，ヨード造影剤の母乳への移行が確認されているので，投与後一時的に授乳を避けるよう指導することが必要であるが，ガイドラインによっては造影剤使用後の授乳制限は必要ないとしているものもある．ただし，日本で販売されているヨード造影剤の添付文書には，授乳中の女性への造影剤投与後は，一時的に（48時間と明記されているものもある）授乳を避けるよう指導することと記載されている．

移動・介助等について

被検者の移動手段として独歩，介助歩行，車椅子移動，ストレッチャー移動，ベッド移動のいずれであるか，および介助の必要の有無を検査前に知っておくことは，スムーズかつ安全な検査遂行のために重要である．検査台への移乗時には特に輸液ライン，チューブ，カテーテル等に気を配る必要がある．独歩を除くそれぞれの移動手段における主な注意事項を以下の表にまとめる．

移動手段	注意事項
介助歩行	・常に転倒の危険性があることを認識しておく
車椅子移動	・移乗時は車椅子を患者の斜め前方約に置き，ブレーキをかけ，フットレストを上げておく ・移動時は，患者が安定した姿勢，坐位をとるまで，患者から目を離さない
ストレッチャー・ベッド移動	・CT寝台に移動後は，必要に応じてベルト等で固定する ・イージースライダー（移動補助具）を患者の背中の下に敷いたまま検査を行わない

27 線量とは

Basics
- CTに関係する線量には，照射線量，吸収線量がある
- 照射線量は単位質量あたりの「X線によって引き起こされた電離量」，吸収線量は単位質量あたりの「X線から受け取った熱量」を表し，線量計で測定が可能である
- 実効線量とは，人体への影響を考慮した線量であり，線量計では測定できない

線量の種類

CTに関係する線量として，照射線量，吸収線量などがある．

(1) 照射線量 "X線によって引き起こされた電離量"

X線が入射することで，空気に電離（原子が電子と陽イオンに分かれてしまう現象）が引き起こされる．単位質量あたりの電離量（C/kg）として表されるのが照射線量である．

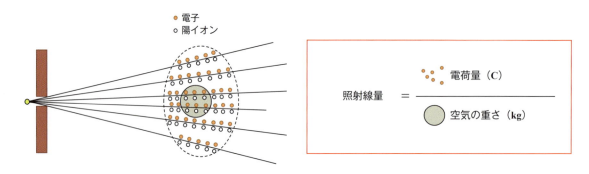

(2) 吸収線量 "X線から受け取った熱量"

ある物質の単位質量あたりに吸収される熱量（J/kg）として表され，Gy（グレイ）という単位が用いられる．なお，J/kgとGyの間には，1 J/kg = 1 Gyの関係が成り立っている．

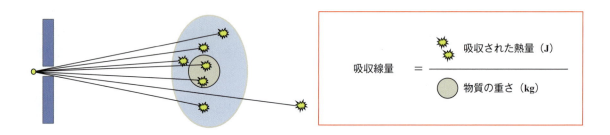

CTの線量測定に用いる線量計

線量計を用いることによって，照射線量や吸収線量を測定することができる．

たとえば，電離箱式の線量計で測定できるのは，電離箱内における電離によって生じる電離電流である．その電離電流から電荷量（クーロン，C）がわかり，電離箱の電離体積がわかっているので，その体積の空気の重量から照射線量を算出することが可能である．さらに，照射線量から空洞理論（詳細な説明は割愛）に基づき吸収線量の評価が行われる．

具体的には，下式によって照射線量から吸収線量に換算することが可能である（ここで，D_{air}は空気の吸収線量，Xは照射線量を表す）．

$$D_{air} = X \times 33.97 \, (J/C)$$

CTで用いられる線量計は，どのような線量を測定するかという目的によっても異なるが，たとえばCTDI（7章㉙参照）を測定する際には，10 cmの電離長を持つペンシル型電離箱線量計が主に用いられる．下図に示したのはペンシル型電離箱線量計システムの一例である．電離箱線量計は，下図のように電位計と接続して使用する．

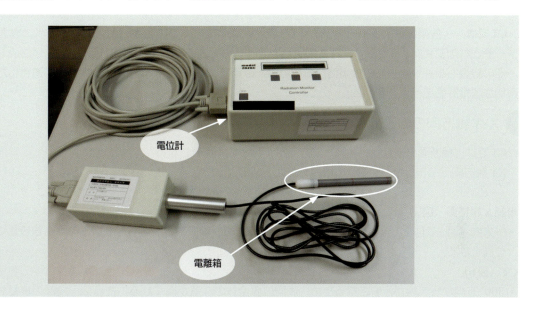

電位計

電離箱

実効線量

吸収線量は，各撮影ごとの被ばく量の大小や，ある部分，ある臓器に対する被ばく量を評価するために有効な線量であるが，人体への影響を考慮した線量として実効線量がある．

実効線量は「防護量」に分類され，線量計では測定することができない線量である．

実効線量の定義とは？

実効線量とは，国際放射線防護委員会（International Commission on Radiological Protection, ICRP）が定義する標準人（176 cm，73 kgの男性および163 cm，60 kgの女性）に対する平均的な線量を表す値である．放射線の種類に応じた放射線加重係数，放射線被ばくによる各組織・臓器の確率的影響の損害割合を身体の全損害に対して算定された組織加重係数を乗じることによって，人体への影響が考慮されている．

ICRPは，実効線量を特定の個人に対する被ばく後の詳細な線量評価や，リスク推定・評価には用いるべきではないとしており，その取り扱いには注意を要する．

28 スキャンによる被ばく

Basics
- CTスキャンによる被ばくの形態は，単純X線撮影などとは異なっている
- XY軸方向においては，特に被写体内部の吸収線量が高くなる
- Z軸方向においては，散乱線の影響で吸収線量が位置によって大きく異なる
- CTの線量評価は，その被ばくの特殊性を考慮した方法を用いる必要がある

CTによる被ばくの特殊性

CTでは，一般撮影のように広い照射野で，ある一方向からX線が照射されるのではなく，体軸方向に細くコリメートされたファンビームが，被写体の周囲360°方向から動きながら照射される．

その線量も単純X線撮影の数十倍から数百倍となるため，CTによる被ばくの特殊性に適合した方法を用いて，適切な線量評価を行う必要がある．

X-Y軸方向の線量分布

CTでは，横断面の横方向がX軸，縦方向がY軸として定義される．
XY軸方向（つまり横断面内）の線量分布は下図のようになる．

単純X線撮影（図a）
- 一方向（図aでは上方向）からX線が照射されるため，吸収線量が最も高くなるのはX線管焦点に最も近い表面位置となる．

CT（図b）
- 360°方向からX線が照射されるため，表面位置全体の線量が高くなる．さらに，内部の線量も比較的高い値となる．表面位置の線量よりも，表面より1cm程度内側の線量の方が高くなるという報告もある[1]．

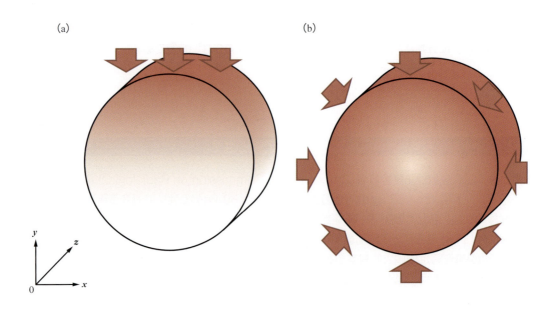

Z軸方向の線量分布

CTでは，体軸方向がZ軸として定義される．
Z軸方向（つまり被写体を横から見た断面）の線量分布を下図に示す．

単純X線撮影（図a）
- 吸収線量が最も高くなるのはX線管焦点に最も近い表面位置となり，Z軸方向の位置によってその分布は大きくは変わらない．

CT（図b）
- ビーム幅（Z軸ビーム幅）は使用する検出器構成に依存する．したがって，1回転分のX線照射を行った場合，概ねそのZ軸ビーム幅分の範囲における吸収線量が56ページの図bの分布に従う．
- Z軸ビーム幅を超えた範囲でも線量が比較的高く，スライス中心から離れるにつれて減少する．それらは発生した散乱X線による寄与分である．

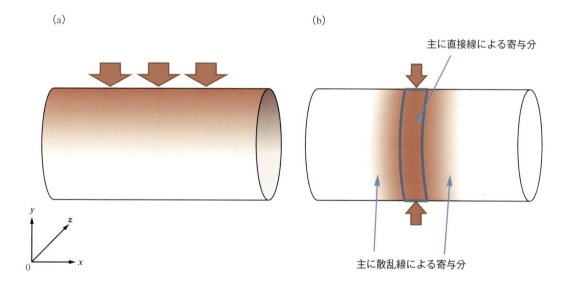

まとめ

CTスキャンによる被ばく形態は単純X線撮影とは異なり，内部の吸収線量が高くなり，Z軸方向における吸収線量は，ビーム幅内ではほぼ一定で，それより外側はスライス中心より離れるに従い低減する．
単純X線撮影の線量評価法と同様の方法で線量評価を行うのは不適切であり，その被ばくの特殊性を考慮した方法を用いる必要がある．

参考文献
1) Haba T, Koyama S, Ida Y. Influence of difference in cross-sectional dose profile in a CTDI phantom on X-ray CT dose estimation : a Monte Carlo study. Radiol Phys Technol. 2014 ; 7 (1) : 133-40.

29 CTDI（CT dose index：CT 線量指数）

Basics
- CTDIは，CT被ばくの特殊性を考慮した線量評価法の1つである
- CTDI測定の際には，ペンシル型電離箱線量計およびアクリル製円柱型ファントム（16 および32 cm径）を使用する
- CTDIは，多重スキャン時のZ軸中心における線量を表している

CTDI測定に用いる線量計・ファントム

CT被ばくの特殊性を考慮した評価法の1つにCTDIがあり，以下に説明する線量計およびファントムを用いて測定を行う．

線量計

7章㉗で紹介した10 cmの電離長を持つペンシル型の電離箱線量計が主に用いられる．それはCTで1回転撮影を行った場合に，Z軸方向に広く分布するX線をなるべく多く検出するためである．

ファントム

16 cm径（成人頭部および小児を想定）または32 cm径（成人躯幹部を想定）のアクリル製円柱ファントムが用いられる．これらは中心1箇所および表面より1 cm内側の周辺4箇所に，ペンシル型電離箱線量計挿入用の穴が開けられている．

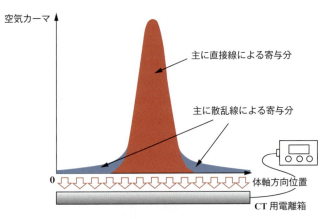

ペンシル型電離箱線量計による線量計測のイメージ

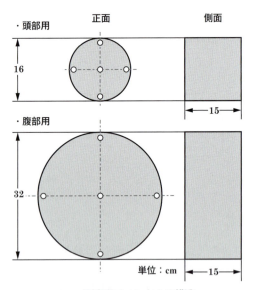

CTDI測定用ファントムの構造
（上：16 cm径，下：32 cm径）

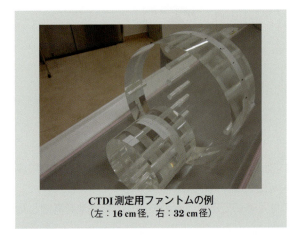

CTDI測定用ファントムの例
（左：16 cm径，右：32 cm径）

測定法

使用するファントムをCTガントリの中心に配置し，ペンシル型電離箱線量計を線量計挿入孔のいずれかに挿入する．使用しない挿入孔は専用のロッドで塞ぐ．その後，それぞれの測定位置で，任意の撮影条件によるアキシャルスキャン（被写体を固定した状態で投影データを得るスキャン方式）で1回転分の照射を行い，照射線量を取得する．

測定値とCTDIの関係

得られた照射線量（7章㉗参照）から空気カーマ（CTで用いるX線エネルギーの場合，空気の吸収線量とほぼ同じ意味）への換算は次式によって行う．

$$K_{air} = 33.97\,(J/C) \times X_{out} \times N_c \times K$$

ここで，K_{air}は空気カーマ（Gy），X_{out}は線量計の読み値（C/kg），N_cは線量計の校正定数，Kは温度気圧補正係数を表す．

求めた空気カーマ値をZ軸ビーム幅（単位はcm）で除した値が$CTDI_{100}$となる．中心部の$CTDI_{100}$が$CTDI_{100,c}$，周辺4箇所の$CTDI_{100}$を平均した値が$CTDI_{100,p}$となる．

得られた$CTDI_{100,c}$，$CTDI_{100,p}$から，次式によってweighted CTDI（$CTDI_w$）を算出する．

$$CTDI_w = \frac{1}{3} \times CTDI_{100,c} + \frac{2}{3} \times CTDI_{100,p}$$

ヘリカルスキャンにおけるCTDIを求めたい場合は，$CTDI_w$をピッチファクタで除することによって求める．その値を$CTDI_{vol}$（volume CTDI）と呼び，近年のCTでは，この値がコンソール上に表示されるようになっている．

CTDIが表す意味

CTDIを測定するためには，左図の黒線で表すような単一スキャン時の線量分布をペンシル型電離箱線量計で取得する．ここで取得した単一スキャン時の線量をビーム幅と同じ幅を持つ複数の長方形を用いて，左図の1～5のように表すことができる．

Z軸ビーム幅と同じ寝台移動距離で多重スキャンを行うと，赤線で表すような線量分布となる．ここで中心のZ軸ビーム幅の領域に着目すると，右図に示すように，この部分には3のみならず，1，2，4，5も積算されていることがわかる．

つまり，1回転スキャン時の全体線量をペンシル型電離箱線量計で取得することは，多重スキャン時のZ軸中心（Z軸ビーム幅分の範囲）における線量（空気カーマ）を評価するのと同じ意味を持つことになる．この線量をZ軸ビーム幅で除することによって，中心のZ軸ビーム幅の範囲分における平均線量を求めることが可能であり，CTDIとはまさにこの値のことを意味している．

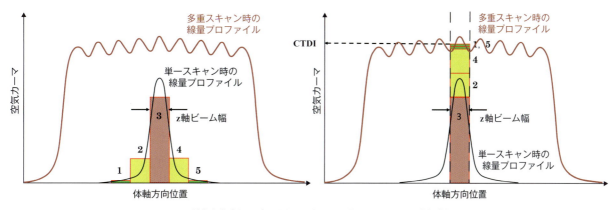

CTDIが表す意味とは（ヘリカルスキャンによる9回スキャンを想定）

30 被ばく線量の実際とリスク

Basics
- CTによる被ばく線量は1970〜1996年にかけて大幅に増加したとのデータが示されており，現在も高い線量で推移している
- CT検査で受けるような量の放射線と発がんのリスクの関係については，科学的に明らかにされていない

被ばく線量の推移

　下表に，Health-care level 1の国々（人口1000人あたりに1名以上の医師数がいるとされる国々）における，1検査あたりの平均的な実効線量の検査種別の推移を示す．CTの線量が1970〜1996年にかけて大幅に増加しており，血管撮影の次に高いレベルである．1997〜2007年に関しては，1991〜1996年と比較するとCTの線量がやや減少している．

検査種	1検査あたりの平均的な実効線量（mSv）			
	1970〜1979	1980〜1990	1991〜1996	1997〜2007
胸部X線撮影	0.25	0.14	0.14	0.07
腹部X線撮影	1.9	1.1	0.53	0.82
乳房X線撮影	1.8	1	0.51	0.26
CT撮影	1.3	4.4	8.8	7.4
血管撮影	9.2	6.8	12	9.3

CTにおける検査種別の被ばく線量

　下表に浅田ら[2]による日本国内の線量の調査研究（2011年）に基づく検査種別の平均的な$CTDI_{vol}$を示す．小児（3歳）のCT検査は，どの部位においても成人の約1/2程度の被ばく線量となっている．近年も被ばく低減技術（7章32参照）の開発・改良が進んでおり，特に各社の逐次近似法を利用した（応用した）画像再構成技術の改良が盛んに行われていることから，これらの技術の適用による，今後の更なる被ばく線量低減が期待される．

スキャン部位および方式	対象	平均$CTDI_{vol}$（mGy）
頭部・ノンヘリカル	成人	82.3
	小児（3歳）	42.2
頭部・ヘリカル	成人	74.1
	小児（3歳）	45.4
胸部・ヘリカル	成人	14.6
	小児（3歳）	7.2
腹部・ヘリカル	成人	18.7
	小児（3歳）	8.8

CTによる発がんのリスクについて

　右図は寿命調査集団（1950年の国勢調査で広島・長崎に住んでいたことが確認された人の中から選ばれた被爆者と非被爆者からなる集団）における被ばく線量と固形がん発生の過剰相対リスクを示したものである．0.2 Gy（200 mGy）以上では過剰相対リスクの増加が確認されるものの，それ未満では過剰相対リスクが0付近のデータも多く，有意にリスクが増加したとはいえない．

　通常のCT検査で受ける線量は0.2 Gy未満であることから，このデータに基づいて考えると，CT検査によって発がんのリスクが有意に増加するとはいえない．つまり，CT検査を受けたからといって，健康に何らかの影響が生じるという根拠は無いといえる．

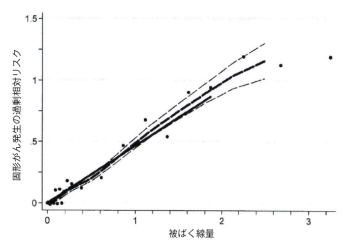

寿命調査集団における固形がん発生の過剰相対リスク（**1958〜1998年**）[3]．
（この場合の過剰相対リスクとは，放射線を浴びることによるがん発生リスクの上昇分を割合で表している）

　一方，人体を放射線から防護するための基準は，放射線に少しでも被ばくすればがんのリスクが増えるという仮定を用いて決められている．これはあくまでも放射線防護上のポリシーであり，科学的事実とは異なっている．科学的事実とこの放射線防護上のポリシーを混同してはいけない．

小児CTで発がんのリスクが増加？？

　近年，児童期のCT検査による白血病・脳腫瘍の発生リスクが増加するという報告[4]や，幼年・青年期のCT検査によって発がんリスクが増加するという報告[5]が行われた．

　これらの報告のみからCTによる発がんリスクの有無や大きさについて判断を下すのは困難であるが，特に小児CTにおいては，不必要な検査の省略，不必要な撮影時相の省略，撮影線量の最適化などを推し進めていくべきであろう．

参考文献
1) UNSCEAR 2008 Report to the General Assembly with Scientific Annexes：Sources and Effects of Ionizing Radiation. Annex A -Medical Radiation Exposures. UNSCEAR：NY, 2010.
2) 浅田恭生，鈴木昇一，小林謙一，他．X線診断時に患者が受ける線量の調査研究（2011）による線量評価．日放技学誌 2013；69（4）：371-9.
3) Preston DL, Ron E, Tokuoka S, et al. Solid cancer incidence in atomic bomb survivors：1958-1998. Radiat Res. 2007；168（1）：1-64.
4) Pearce MS, Salotti JA, Little MP, et al. Radiation exposure from CT scans in childhood and subsequent risk of leukaemia and brain tumours：a retrospective cohort study. Lancet 2012；380（9840）：499-505.
5) Mathews JD, Forsythe AV, Brady Z, et al. Cancer risk in 680,000 people exposed to computed tomography scans in childhood or adolescence：data linkage study of 11 million Australians. BMJ. 2013；346：f2360.

31 診断参考レベル (diagnostic reference level：DRL)

Basics
- DRLは，診断領域の医療放射線防護における最適化のために示される線量レベル値である
- DRLは線量限度を表すものではなく，優れた診療と劣った診療の境界を表すものではない
- 施設で用いている典型的な線量がDRLを超えている場合，臨床的に正当な理由が無い限りは，線量が最適化されているかどうかを判定するための見直しを行うべきである

DRL設定の目的

医療施設における放射線を使った医療行為（いわゆる医療被ばく）には，線量の制限が設けられていない．これは，線量制限による病気の診断・治療に支障をきたす可能性を排除するためである．しかし，放射線量が高すぎると，それは診断や治療にとっては不必要な被ばくとなり，患者にとって不利益となるのは言うまでもない．

そこで，医療被ばくの最適化目的で推奨されているのが，診断参考レベル（diagnostic reference level：DRL）の利用である．DRLは，その線量値を超えた場合に線量が十分に最適化されているかを検討すべきであるとされる目安であり，容易に測定され，再現性の高い線量尺度が用いられる．CTでは$CTDI_{vol}$や線量長さ積（dose-length product：DLP）がよく用いられる．

日本では，医療被ばく研究情報ネットワーク（Japan Network for Research and Information on Medical Exposures：J-RIME）において，線量の実態調査の結果に基づく診断参考レベル（通称 DRLs 2020[1]）が策定されている．

DRLs 2020において策定されたCT検査のDRL値

単位：mGy（$CTDI_{vol}$），mGy・cm（DLP）

成人CT（標準体重50～70kg）	$CTDI_{vol}$	DLP
頭部単純ルーチン	77	1350
胸部1相	13	510
胸部～骨盤1相	16	1200
上腹部～骨盤1相	18	880
肝臓ダイナミック	17	2100
冠動脈	66	1300
急性肺血栓塞栓症＆深部静脈血栓症	14	2600
外傷全身CT	n/a	5800

小児CT（年齢幅による区分）	<1歳		1～<5歳		5～<10歳		10～<15歳	
	$CTDI_{vol}$	DLP	$CTDI_{vol}$	DLP	$CTDI_{vol}$	DLP	$CTDI_{vol}$	DLP
頭部	30	480	40	660	55	850	60	1000
胸部	6 (3)	140 (70)	8 (4)	190 (95)	13 (6.5)	350 (175)	13 (6.5)	460 (230)
腹部	10 (5)	220 (110)	12 (6)	380 (190)	15 (7.5)	530 (265)	18 (9)	900 (450)

小児CT（体重幅による区分）	<5kg		5～<15kg		15～<30kg		30～<50kg	
	$CTDI_{vol}$	DLP	$CTDI_{vol}$	DLP	$CTDI_{vol}$	DLP	$CTDI_{vol}$	DLP
胸部	5 (2.5)	76 (38)	9 (4.5)	122 (61)	11 (5.5)	310 (155)	13 (6.5)	450 (225)
腹部	5 (2.5)	130 (65)	12 (6)	330 (165)	13 (6.5)	610 (305)	16 (8)	720 (360)

・小児の胸部，腹部については16 cmファントムによる値を示し，括弧内に32 cmファントムによる値を併記．

DRLに関する注意点

DRLが持つ意味

各医療機関から集められた標準体型の患者もしくは標準ファントムに対する代表的な線量に基づき，図のようにその線量分布の75パーセンタイル値（全ての線量値を小さい方から順に並べ，小さいほうから75％の位置にある値）として設定されることが多いが，最適化が進んでいる検査においては，この限りではない．

つまり，最適線量を示すものではなく，あくまでも日本国内における過剰線量を見分けるための参考値を示しているにすぎず，線量限度値でも，優れた診療と劣った診療の境界値でもない，あくまでも最適化のためのツールの1つにすぎないということを認識すべきである．

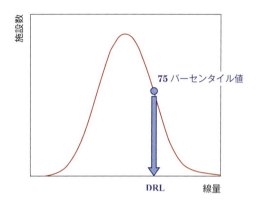

DRLと自施設の線量の比較

DRLと自施設の線量の比較を行う際に，自施設の線量分布の75パーセンタイル値と比較するのは誤りであり，あくまでもその施設の標準体型に対する線量（つまり，線量分布の中央値）と比較すべきである．

DRLの国際比較

DRLは国際比較にも利用されるが，標準体型の患者に対する代表的な線量に基づいて設定された場合，たとえば欧米人と日本人の標準体型の体格差は考慮されていない点には注意すべきである．

DRLにより期待される効果

今後DRLを医療現場でどのように活用していくかは極めて重要であり，もし自施設で用いている典型的な線量がDRLを超えている場合は，臨床的に正当な理由が無い限りは，線量が最適化されているかどうかを判定するための見直しを行うべきである．

その結果，図のように各医療施設の線量が徐々に下げられていくというプロセスを経て，日本国内の線量の最適化がさらに推し進められていくことが期待される．

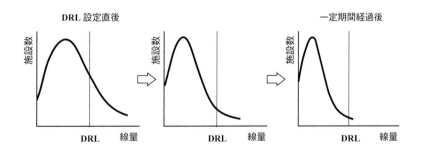

参考文献
1) http://www.radher.jp/J-RIME/report/JapanDRL2020_jp.pdf（日本の診断参考レベル（2020年版））

32 被ばく低減技術

Basics
- CTの被ばく低減に関する技術としては，CT-AECや逐次近似法を利用した（応用した）画像再構成などがある
- アクティブコリメータや検出器の改良も被ばく低減に寄与している

CT-AEC（CT-automatic exposure control，CT用自動露出制御機構）（8章 36 参照）

CT-AECとは，CT撮像中に管電流を自動的に制御するシステムのことである．マルチスライスCTの登場によって，一回の息止めで複数部位の撮影が容易にできるようになり，部位ごとに撮影条件を最適化することが難しい状況になったため，CT-AECの使用が必要不可欠となった．現在のCT-AECは以下のような制御を行うことが可能であり，これらを同時に行えるものが主流となっている．

スライス（体軸方向）位置における最適化
肺尖部，胸部，上腹部，下腹部など，スライス位置ごとに最適な管電流値となるように制御が行われる．

被写体サイズに対する最適化
被検者の体格に合わせて，最適な管電流値となるように制御が行われる．

断面形状における最適化
人体は楕円形状であるため，X線照射角度によって管電流値が調整される．

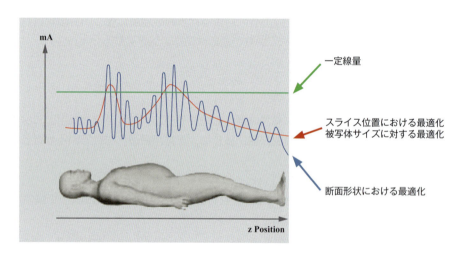

その他，一部の装置に搭載されているCT-AECでは，以下のような最適化を行うことが可能である．

臓器の放射線感受性を考慮した最適化
X線管が被写体前面を通過するときに管電流値を低減させることによって，乳房や水晶体といった，放射線による影響が懸念される臓器への直接的な被ばくを低減させるような制御が行われる．

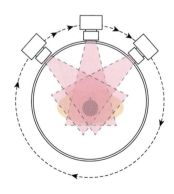

逐次近似法を利用した（応用した）画像再構成

逐次近似法を利用した（もしくは応用した）画像再構成アルゴリズムの最大のメリットは，ノイズ低減処理を行えることにあり，画像内のノイズ量を低減させることができる．

しかし，この手法では補正を組み込んだ再構成演算を繰り返し行うことにより演算速度が極端に低下するため，現在では繰り返し再構成を抑えつつ画像レベルの演算を行い，臨床に適用可能な演算速度に抑える工夫を行っている場合が多い．

図に示すのは逐次近似法による画像とフィルタ逆投影法による画像の合成割合を変えた時の画像である．逐次近似側の割合が大きいほど画像ノイズは低減しているが，同時に画像に視覚的違和感が生じるため，処理強度の最適化が必要である．

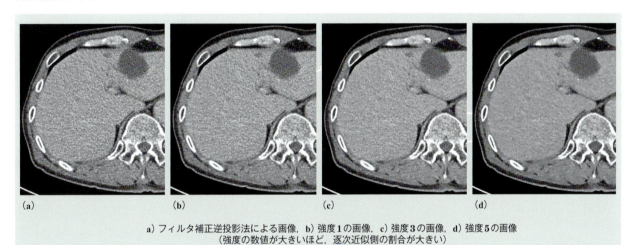

a）フィルタ補正逆投影法による画像，b）強度1の画像，c）強度3の画像，d）強度5の画像
（強度の数値が大きいほど，逐次近似側の割合が大きい）

X線照射と検出技術の改善

被ばく低減を目的としたX線照射と検出技術の改善もさまざまな形で行われている．ここではその一部を紹介する．

アクティブコリメータ

ヘリカルスキャンでは，スキャンの始点と終点で不必要な照射が生じる．これをオーバーレンジングというが，アクティブコリメータにより開始時および終了時にコリメータを非対称に作動させることで，オーバーレンジングを回避できる（右図）．

検出器

電気ノイズを低減させる検出器の開発や，新たなシンチレータ素材を用いた検出器の開発により，X線の利用効率が従来の検出器よりも向上し，被ばく低減に寄与している．

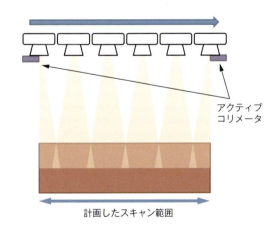

II編 Clinical basics

33 管電圧，管電流，回転時間

Basics
- 管電圧はX線質を変化させ，CT値に影響する（特に造影剤への影響が大きい）
- 管電流はX線強度を変化させ，画像のノイズ特性に影響する
- 回転時間の短縮は，動きに強くなるが，X線量の減少やview数の減少に注意

管電圧

　CT検査で使用される管電圧は70〜150 kV程度で，成人の体幹部において一般に120 kVが選択される．また，様々な撮影部位や検査目的に対応するため，複数の管電圧が選択できる装置が多い（例：80，100，120，140 kV）．

　CTで用いられるX線は連続X線（エネルギー成分が連続的に分布しているX線）であり，管電圧を変更すると，X線のエネルギー成分が変化し，X線質が変わる．CT値の計算に用いられる線減弱係数は，このX線質によって図aのように変化するが，CT値の算出では，水の線減弱係数との比をとるため管電圧によるCT値の変化は抑制される．よって，臓器など，人体の軟部組織においてはその変化は僅かである．一方，脂肪，骨，ヨード系造影剤などは，水とは異なる線質依存性を持つので影響を受けやすい．中でもヨード系造影剤は，X線エネルギーによる線減弱係数の変化が大きいため，特に管電圧によるCT値の変化が顕著である（図b）．骨もX線質が低いCT装置ほど高CT値を示す．なお，管電圧を変更しても水のCT値は常に0 HU（空気は−1000 HU）である（2章❼参照）．

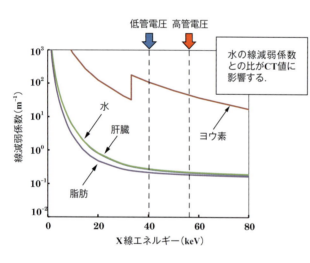 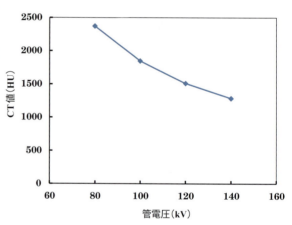

a　X線エネルギーによる線減弱係数の変化　　　b　管電圧によるヨード系造影剤のCT値の変化

管電流

　管電流はX線の強度に関係する．また，管電流は画像ノイズに影響し，低コントラスト分解能を変化させる．画像のノイズ量は管電流の平方根に反比例するが，実際のCT画像のノイズ特性は回転速度やピッチファクタによっても影響を受ける．

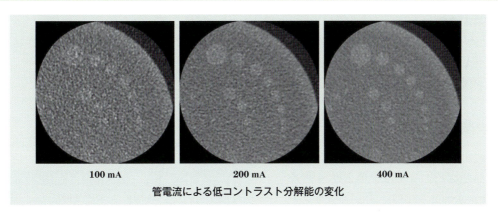

管電流による低コントラスト分解能の変化

回転時間

　回転時間は，一対のX線管および検出器がガントリを1回転するのに要する時間である．一般にs/rot.を単位とし，これを回転速度の指標とすることが多い．CT装置によって0.25～1.0 s/rot.程度までの回転時間が選択できる．

　回転時間を短縮する（＝速くする）ことでモーションアーチファクトを抑制することができる．その一方で，X線の照射時間が減少するので，X線量が減少し，画像ノイズの増加を招く．また，1回転当たりの投影データ数（view数）が減少し，解像度の低下やアーチファクトの増加を招くこともある．

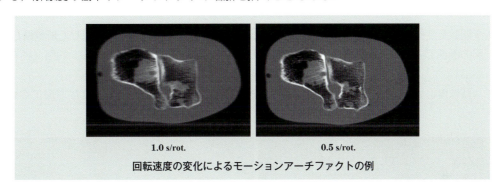

回転速度の変化によるモーションアーチファクトの例

管電流時間積（mAs）

　管電流（mA）と回転時間（s/rot.）の積を管電流時間積（mAs）として表す．mAsはX線管がガントリを1回転する間に照射されるX線量に比例するため，画像に寄与した線量と対比できる．例えば，管電流を200 mA，回転時間を1.0 s/rot.とした場合，

　　　管電流時間積（mAs）＝管電流（mA）×回転時間（s/rot.）＝200×1.0＝200（mAs）

となり，回転時間を0.5 s/rot.に短縮した場合，同等のmAsを得るためには管電流を400 mAとする必要がある．両者はともに200 mAsであるので，静止物体では同等の画質となるが，X線焦点サイズが変化した（大電流による大焦点への切り換え）場合には空間分解能が変化（低下）する．よって，前者は空間分解能重視の設定，後者はモーションアーチファクト対策重視の設定と言える．mAsはX線量の因子であるため画像ノイズに密接に関係する．なお，mAsはあくまでも線量と対比するだけであり，同じmAsでも装置間で線量は異なる．したがって線量はCTDI（7章㉙参照）で評価するべきである．

34 フィルタ関数（再構成カーネル）

Basics
- フィルタ関数（再構成カーネル）はCTの画像再構成において，解像度を変化させる
- 高い解像度が得られるフィルタ関数を用いた場合，ノイズも強調される
- 観察する部位や目的に応じてフィルタ関数を選択する

フィルタ関数の種類

フィルタ関数は再構成カーネルまたはフィルタカーネルとも呼ばれ，フィルタ補正逆投影法（filtered back projection：FBP）に用いられるフィルタ係数である．

FBPによる画像再構成では，フィルタ関数を変更することで，シャープネスの異なる画像が得られる．フィルタ関数は，軟部（腹部）用，肺野用，骨用など，複数存在し，CT装置によって装備する数や名称が異なる．

フィルタ関数の例

メーカー	軟部（腹部）用	肺野用	骨用
A社	Standard	Lung	Bone
	Soft		Bone plus
	Detail		
B社	FC3	FC51	FC30
	FC4	FC52	FC31
	FC13	FC86	FC81
	FC14		

フィルタ関数の画像への影響

図はフィルタ関数を変更して再構成したファントム画像である．肺野用は軟部用と比較して解像度が高い（図a）．一方で，肺野用の画像ではノイズが強調され，低コントラスト分解能に違いは無いものの，観察（読影）には適さない（図b）．

このように，解像度とノイズ特性は相反し，解像度を重視したフィルタ関数ではノイズが増加する傾向にある．

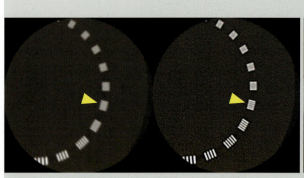

（a）フィルタ関数による高コントラスト分解能の比較　　（b）フィルタ関数による低コントラスト分解能の比較

オーバーシュートとアンダーシュート

オーバーシュート（OS）とアンダーシュート（US）は高解像度フィルタ関数の場合に，物体の境界に現れる．これは被写体にない陰影であり，時として読影の障壁になる．1 mm以下の薄層スキャンが容易になった現在では，OSとUSを起こさない高解像度フィルタ関数を用いることで正しい被写体情報を提供できる．

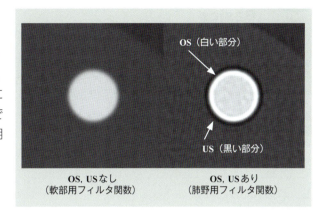

OS，USなし（軟部用フィルタ関数）　　OS，USあり（肺野用フィルタ関数）

フィルタ関数の使い分け

フィルタ関数は観察したい部位によって変更する．例えば，同じ胸部CTでも縦隔を観察するときは軟部用を，肺野を観察するときは肺野用を使用する．

観察部位別のフィルタ関数の選択のポイント

・臓器などの軟部組織
　コントラストの低い，すなわち，CT値差の小さいものを観察する必要があるため，ノイズが画像観察の障害とならないようにする．

・肺野
　血管等の組織と空気のコントラストが十分にあり，ノイズが障害となりにくい．また，末梢の細い血管なども観察するため，高い解像度が必要となる．

・骨
　肺野の血管等よりもさらに細かい骨梁や僅かな骨折線が観察できる解像度が必要となる．

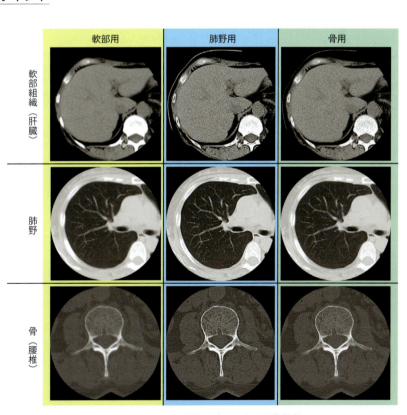

フィルタ関数の違いによる画像比較

35 ピッチファクタ

Basics
- ピッチファクタはヘリカルスキャンで用いられる概念
- ピッチファクタはスキャン速度や画質を統一的指標で表す
- 低いピッチはモーションアーチファクト，高いピッチはヘリカルアーチファクトに注意

ピッチファクタ

ピッチファクタはヘリカルスキャンにおいて用いられる概念で，X線ビーム幅と1回転あたりの寝台移動距離との比を表し，次の式で表される．

$$\text{ピッチファクタ} = \frac{\text{X線管1回転あたりの寝台移動距離}}{\text{X線ビーム幅}}$$

すなわち，ピッチファクタが1.0である場合，X線管が1回転する間に寝台が移動する距離とX線ビーム幅が等しいことになる．ここで言うX線ビーム幅とはガントリの回転中心におけるビーム幅であり，マルチスライスCTではビーム幅は全検出器幅である．ただし，全検出器列を用いずに一部の検出器列を用いた場合は，その用いた検出器列の全幅である（例：64列の装置において中央の32列使用）．

ピッチファクタはCT装置により許される範囲が異なるがおよそ0.5〜1.5程度で設定可能で，検査部位や撮影範囲によって適切に設定する．

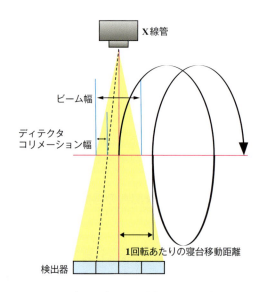

マルチスライスCTのピッチファクタ

ピッチファクタの計算方法

ピッチファクタの算出で，分母をX線ビーム幅ではなく，検出器1列分の幅（ディテクタコリメーション幅）を用いる場合がある．よって，X線ビーム幅を用いる場合をビームピッチとして区別して，これをヘリカルピッチと呼ぶこともある．ヘリカルピッチとビームピッチの間には，

$$\text{ヘリカルピッチ} = \text{ビームピッチ} \times \text{収集列数}$$

の関係が成り立つ．例えば，4列マルチスライスCTの場合，ビームピッチが0.75であることと，ヘリカルピッチが3であることは同義である．

ピッチファクタが影響を与える要素

ピッチファクタ	スキャン速度	画像ノイズ	ヘリカルアーチファクト	被ばく
小	低	少	減	増
大	高	多	増	減

ピッチファクタと画質の関係

　ピッチファクタは撮影時間（スキャン速度）に影響するほか，画像ノイズやアーチファクトの発生とも関係する．ピッチファクタを大きくすることで撮影時間が短縮し，モーションアーチファクト低減させることができる．これは息止めが困難な事例や体動がある事例において有効である．しかし，一画像あたりに寄与する線量が低下し，ノイズが増加するだけでなく，ピッチファクタが1を超えるとヘリカルスキャン特有のアーチファクトが発生しやすくなる（4章⓲参照）．

　したがって，ピッチファクタの設定はこれらのバランスを取る必要がある．体幹部の撮影では一般に1を超えない程度の設定で使用し，必要に応じて1を超える設定にする．頭部，内耳，顔面，四肢等，呼吸や体動による影響が少ない部位は，一般に低ピッチ（0.7以下）を使用し，ヘリカルアーチファクトを低減させる．

　マルチスライスCTでは，ピッチファクタはスライス厚に影響しないとされるが，高ピッチ（1.5以上）の場合に若干スライス厚が増加する傾向にある．

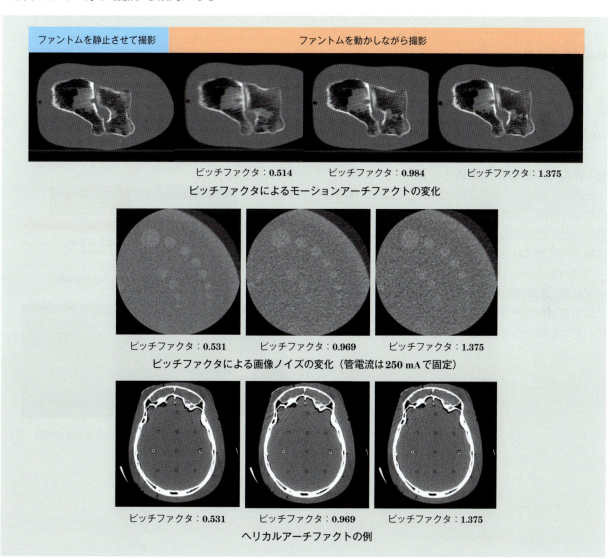

ピッチファクタ：0.514　　ピッチファクタ：0.984　　ピッチファクタ：1.375
ピッチファクタによるモーションアーチファクトの変化

ピッチファクタ：0.531　　ピッチファクタ：0.969　　ピッチファクタ：1.375
ピッチファクタによる画像ノイズの変化（管電流は250 mAで固定）

ピッチファクタ：0.531　　ピッチファクタ：0.969　　ピッチファクタ：1.375
ヘリカルアーチファクトの例

36 CT-AEC (CT-automatic exposure control：CT自動露出制御機構)

Basics
- CT-AECはCT撮影時の管電流を自動的に変化させる機構である
- 撮影条件の最適化と被ばくの最適化ができる
- 被写体の大きさ，位置，断面形状によってそれぞれ制御する
- X線吸収差の大きい部位で特に有効である

▶ CT-AECの目的

　CT-AECはCT撮影時の管電流を自動的に制御し，撮影部位ごと，被写体ごとの撮影条件を最適化する機構である．CT-AECの目的は，撮影条件の最適化と被ばくの最適化に大きく分けられる．

撮影条件の最適化
　体軸方向位置（スライス位置）による画像間の画質，特に画像ノイズを一定のレベルの範囲に収める．また，体格の異なる被写体に対しても同様に画像ノイズを一定のレベルの範囲に収める．

被ばくの最適化
　必要とする画質を得るための最小限の被ばくで撮影できる．すなわち，無駄な被ばくを低減することができる．

▶ CT-AECの原理

　CT-AECには主に次の3つの働きがあり，これらが同時に行われている．

被写体の大きさに対する最適化
　位置決め画像から被写体の大きさを認識し，体格の大きい被写体では管電流を大きく，小さな被写体では管電流を小さく制御する．

体軸方向位置における最適化
　位置決め画像から各体軸方向位置におけるX線吸収を認識し，X線吸収の大きい位置（肩部や骨盤部）では管電流を大きく，小さい位置（肺尖，肺底を除く肺）では管電流を小さく制御する．

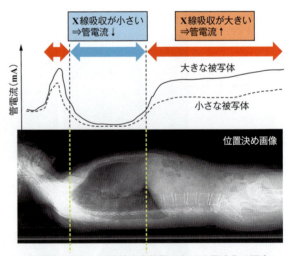

被写体の大きさや体軸方向位置における最適化の概念

被写体の断面形状における最適化

人体は楕円形であるため，透過長が長くなる照射角度（側方向）では管電流を大きく，短くなる照射角度（前後方向）では管電流を小さく制御する．

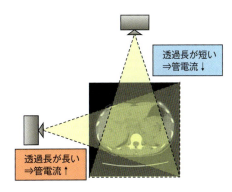

被写体の断面形状における最適化の概念

CT-AECの適用部位

CT-AECは心電図同期撮影等の特殊な撮影に対応していない場合があるが，ほぼ全身において使用可能である．マルチスライスCTの登場により，広い範囲を一度に撮影できるようになったため，以下のようなX線吸収が大きく変化する部位を撮影する場合には，特にその効果が大きい．反対に，X線吸収差が小さい手部や足部等は効果が小さい．

CT-AECが有効な例

・肺尖部

肺尖部の肩関節を含む断面では側方向の透過長が長い上，上腕骨等によるX線吸収が大きくなる．そして，尾側に行くにつれて空気を多く含む肺の比率が大きくなりX線吸収が少なくなる．

・横隔膜の周辺

横隔膜は胸部と腹部を隔てている．胸部は空気を含むが，腹部は臓器などがあり，横隔膜を境にX線吸収が大きく変化する．

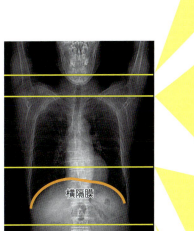
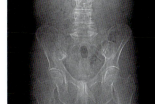

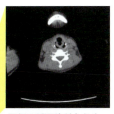
頸部は断面積が小さく，X線吸収↓

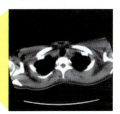
肩は側方向のX線吸収↑

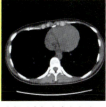
胸部は空気を含むためX線吸収↓

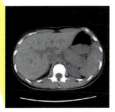
腹部はX線吸収↑

体軸方向位置によるX線吸収の変化

37 造影剤の基本

Basics
- CT用造影剤は組織間のコントラストを強調する
- 造影剤にはヨウ素が含まれる
- 静脈から投与し，血流に沿って全身を循環するが，細胞には取り込まれない

造影剤の基本

1章❸でも解説したように，CT画像はいわばCT値の集まりである．CTの画像診断は組織間のCT値差を見ることで行っている．そのCT値の差，すなわちコントラストを強調することが造影剤の最も大きな役割である．

単純CTでは軟部用のウィンドウ幅，ウィンドウレベルではコントラストが十分ではなく，解剖学的位置の判断が時として難しい．

一般的に造影剤は，静脈投与され，それが体内に分布する．これによりコントラストがつき，解剖学的位置が明瞭になる．

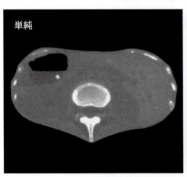 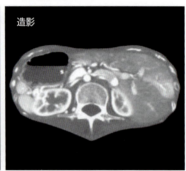

脂肪がほとんどない患者の腹部CT画像
（ウィンドウ幅＝350 HU，ウィンドウレベル＝30 HU）

造影剤とは

造影剤は，X線的に非常に高吸収な元素であるヨウ素（原子番号：53）が主成分の化合物（$C_{17}H_{22}I_3N_3O_8$ など）で，このヨウ素の濃度を，単位容積あたりのヨウ素の重量で300 mgI/ml（100 mlの中にヨウ素が30 g）のように表す．

造影剤はシリンジタイプが主流で，様々な濃度や量のものがある．これらから体重や検査部位によって適切な造影剤を選択する．

濃度（mgI/ml）：240，300，350，370など
量（ml）：20，100，135など

造影剤は粘稠な液体である．そのため，シリンジを押すために，大きな力が必要になる．
体温程度まで温めるとさらさらとした低粘稠な液体になる．濃度が高いほど粘度が高い．

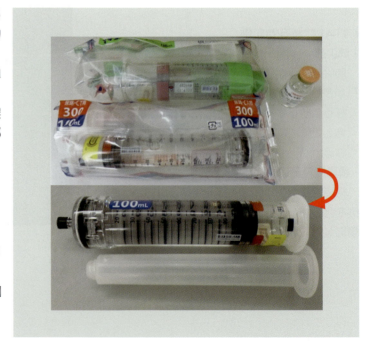

造影剤の体内での分布

CTにおいては特殊な場合を除き，静脈投与が基本となる．
造影剤が右腕の静脈から投与され全身を巡るまでの経路は，大きく分類すると以下のようになる．

1. 右腕の静脈（橈側皮静脈，中手静脈など）
2. 右鎖骨下静脈
3. 上大静脈
4. 右房，右室→肺動脈→肺
5. 肺→肺静脈→左房，左室
6. 大動脈から全身へ

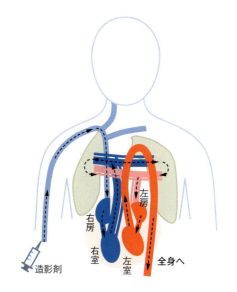

造影剤はこの循環の中，浸透圧の差により，血管から間質液に染み出す（このとき熱感が生じる）．細胞自体には取り込まれない．
最終的には大部分が腎臓から排出される．

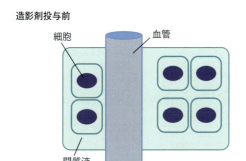
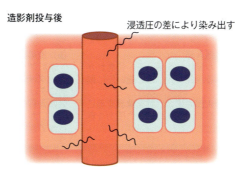

なぜ造影剤にはヨウ素が使われるのか

- ヨウ素はもともと人体に必要な元素なので体内に入っても毒性が少ない．
- ヨウ素は骨の主成分のカルシウムや金属の鉄などと比べても，高い原子番号および線減弱係数をもつ．
- k吸収端が約33 keVに存在するため，非常に吸収効率がよい（k吸収端は元素に固有の急激に減弱の大きくなる部分にあたる）．

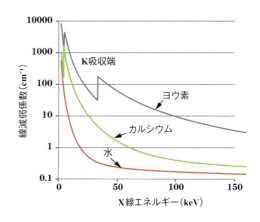

38 造影検査を行う上で

Basics
- 造影剤はインジェクタにセットして，その動力をもって人体に投与する
- 造影剤の副作用にはくしゃみや蕁麻疹といったアレルギー様症状が多い
- 造影検査時は同意書をよく確認する

造影検査に必要な器材

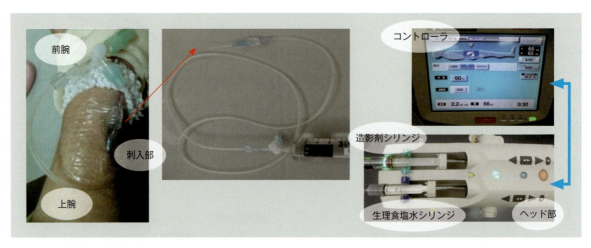

(a) 皮膚刺入部

留置針か翼状針を用いる．留置針が主流である．針が太いほど強い圧に耐えられる．

肘が刺入部の場合，肘を伸展することで，造影剤注入時の針への圧力を軽減する．

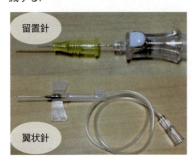

(b) 投与経路

造影剤シリンジ→三方活栓→耐圧チューブ→刺入部のルートとなる．投与前にチューブ内を造影剤で満たし，空気が入らないようにする．三方活栓の混注口からヘパリンなどを投与することができる．

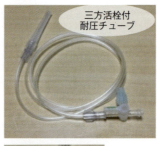
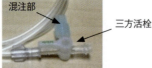

(c) インジェクタ

造影剤シリンジはヘッド部にセットされ，機械式にシリンジのプランジャを押し込むことで注入される．コントローラにより，注入速度，注入量を設定でき，ディスプレイを備えている場合は注入時の圧力波形を観察することもできる．

造影剤の注入後すみやかに生理食塩水を注入するためのシリンジを同時に装着できる機種もある．

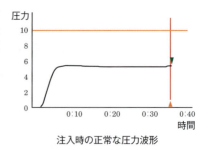

注入時の正常な圧力波形

(d) その他

血圧計により造影前後でリアルタイムに血圧を測定しその変化を観察することは，副作用の迅速発見のために有効な手段である．また，重篤な副作用発生時に備えて，必要な薬剤などを近くに用意しておく．

造影剤による副作用

他の医薬品と同じように，造影剤にも副作用が発生する．造影剤が体内で異物と認識されることによるアレルギー様反応の副作用が多い．主な副作用の種類を一覧に示す．

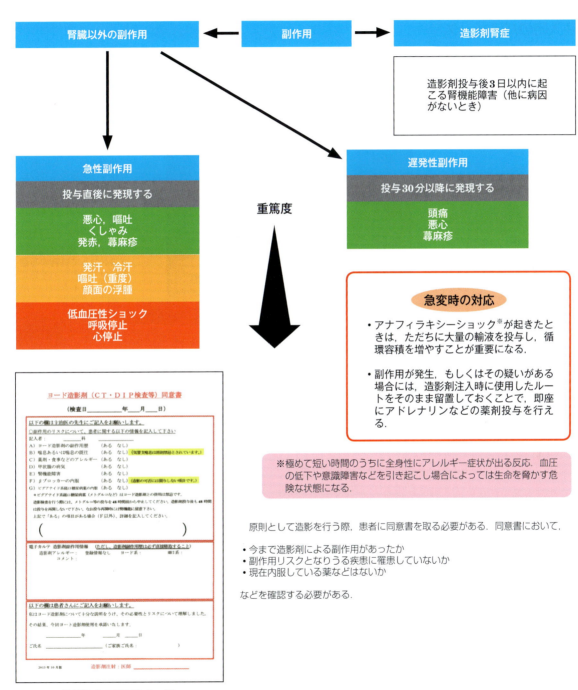

造影検査の同意書の一例

原則として造影を行う際，患者に同意書を取る必要がある．同意書において，

- 今まで造影剤による副作用があったか
- 副作用リスクとなりうる疾患に罹患していないか
- 現在内服している薬などはないか

などを確認する必要がある．

39 注入パラメータと撮影時相

Basics
- 造影剤の注入量は患者の体重・検査内容によって決定する
- 造影剤の血管外漏出は患者の苦痛となるので，未然の防止策または対処法が重要である
- ダイナミック撮影の時相には動脈相，門脈相，平衡相などがある

▍注入時のパラメータ

インジェクタのコントローラにおいて，注入時のパラメータを決定する．

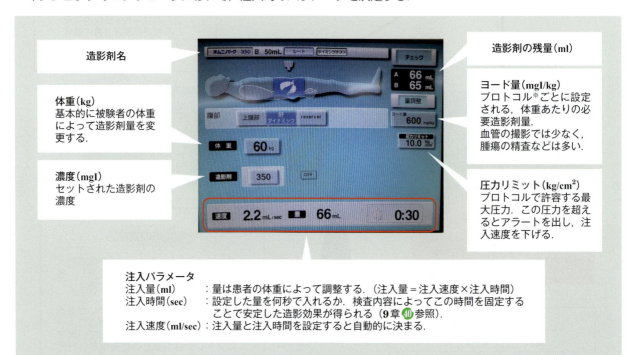

造影剤名

造影剤の残量（ml）

体重（kg）
基本的に被験者の体重によって造影剤量を変更する．

ヨード量（mgI/kg）
プロトコル※ごとに設定される，体重あたりの必要造影剤量．
血管の撮影では少なく，腫瘍の精査などは多い．

濃度（mgI）
セットされた造影剤の濃度

圧力リミット（kg/cm²）
プロトコルで許容する最大圧力．この圧力を超えるとアラートを出し，注入速度を下げる．

注入パラメータ
注入量（ml）　：量は患者の体重によって調整する．（注入量＝注入速度×注入時間）
注入時間（sec）：設定した量を何秒で入れるか．検査内容によってこの時間を固定することで安定した造影効果が得られる（9章⓵参照）．
注入速度（ml/sec）：注入量と注入時間を設定すると自動的に決まる．

※プロトコル（protocol）：実行のための手順（書）

▍造影剤の血管外漏出

造影剤注入時，針先が血管から外れることで血管外漏出が起きる．皮下に漏れた造影剤は利用できず，十分な造影効果が得られない可能性がある．

注入時，圧力波形と刺入部を目視で確認しておくことが必要で，安定していた圧力波形が急激に変化したときは注意する．

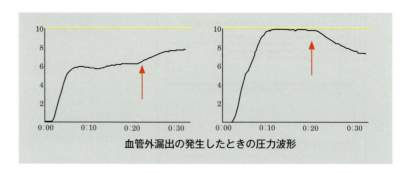

血管外漏出の発生したときの圧力波形

通常，一定の速度で投与しているので造影剤の入れ始め以外では圧力波形で大きな変化は起きない．投与中に針先が動き，血管から外れてしまうことで，圧が変化する．上がることも下がることもある．

ダイナミック撮影と撮影時相

CTの撮影時間の短縮により，造影剤を高速で注入し，目的の時相に合わせて何回も撮影を行うダイナミック撮影が行えるようになった．ダイナミック撮影を行うことで，腫瘍の性状，血管の詳細な走行などが撮影可能になる．

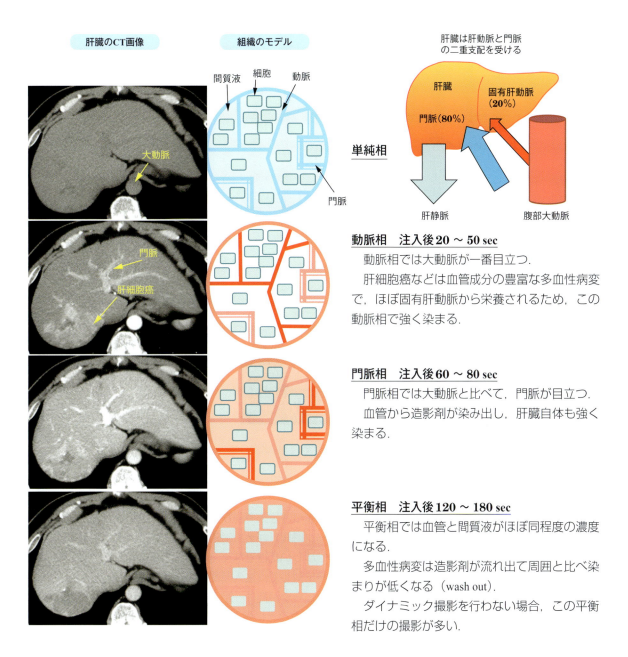

単純相

動脈相　注入後 20 ～ 50 sec

　動脈相では大動脈が一番目立つ．
　肝細胞癌などは血管成分の豊富な多血性病変で，ほぼ固有肝動脈から栄養されるため，この動脈相で強く染まる．

門脈相　注入後 60 ～ 80 sec

　門脈相では大動脈と比べて，門脈が目立つ．
　血管から造影剤が染み出し，肝臓自体も強く染まる．

平衡相　注入後 120 ～ 180 sec

　平衡相では血管と間質液がほぼ同程度の濃度になる．
　多血性病変は造影剤が流れ出て周囲と比べ染まりが低くなる（wash out）．
　ダイナミック撮影を行わない場合，この平衡相だけの撮影が多い．

肝臓のダイナミック撮影における撮影時相例

40 時間―造影効果曲線

Basics
- ダイナミック撮影では注入時間を短くし，CT値のピークを早くする
- 注入時間固定で造影剤を注入することで造影効果のバラつきが少なくなる
- ボーラストラッキング法やテストインジェクション法で精度の高い時相撮影が可能になる

時間―造影効果曲線（TEC）

造影時における注入開始からの時間と目的の組織のCT値の関係を表したものが，時間－造影効果曲線（time-enhancement curve：TEC）である．本項では腹部大動脈を例に取りTECを解説する．

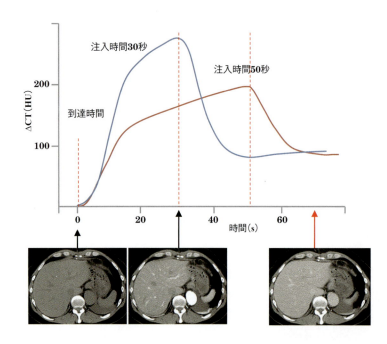

左の図は造影剤量固定で，注入時間を30秒と50秒とした場合の，腹部大動脈のTECである．造影剤が入り終わるまで上昇し，注入終了後下降するため，その時がピークとなる．

注入速度が高いほど最大CT値が高くなる．最大CT値が高いと，周囲の組織とのコントラストがさらに大きくなるため動脈相の撮影では注入時間が短いほど有利となる．

一方，平衡相のCT値は注入時間に依存せず，注入量に依存する．よって，平衡相の撮影だけの場合，早い注入速度は必要ない．

注入時間固定法

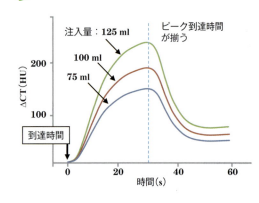

上記より，注入時間が異なる場合，造影剤到達とピーク間の時間（ピーク時間）がそれに応じて変化する．よって撮影タイミングを合わせづらいだけでなく，造影効果が一定でなくなる．

これに対して，注入時間を一定にすることで，注入量が異なる場合でもピーク時間は一定となり，撮影タイミングを合わせやすい．そして体重ごとに量を調整すれば，理論的にはTECの形状が一致する．

このように，注入時間を検査プロトコルごとに固定にし，体重によって造影剤量を変化させる手法が注入時間固定法である．

造影剤モニタリング法

注入時間固定法によって，理想的にはCT値ピークの時間が一定になるため，精度の高い時相撮影が可能になる．しかし，造影剤のピーク到達時間は患者の心機能などによって大きく左右されるため，撮影開始時間を固定する撮像法では造影効果にバラツキを生じやすい．

被験者ごとにそのバラつきを補正し，さらに安定した造影効果を得るための手法が，造影剤モニタリング法である．これには，テストインジェクション法とボーラストラッキング法がある．このモニタリングでは，所定の寝台位置にて低線量（1/10以下の管電流）で間欠的にスキャン＆再構成を行い，その断面の所定位置のCT値をリアルタイムに観測する．

造影剤モニタリング画像の例

テストインジェクション（TI）法

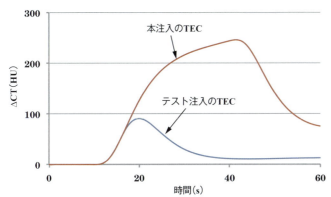

〈テスト注入〉
　少量の造影剤を本注入と同じ速度で注入（注入時間：Dt）→モニタリングスキャン＆CT値計測→造影剤がピークに到達する時間（Tt）の決定

〈本注入〉
　造影剤を同じ速度で注入
（注入時間：D）
　ピーク到達時間＝$(Tt + D - Dt)$という式から計算できる．
　テスト注入のため，使用する造影剤量が増えるが，テスト時にも刺入部の観察をすることで血管外漏出をいち早く感知でき，安全性は高い．

ボーラストラッキング（BT）法

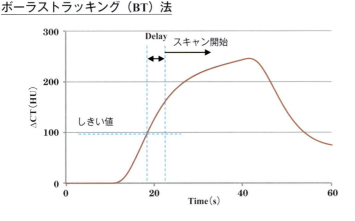

　本注入を開始したら，一定時間経過後，モニタリングスキャンを行う．そして，動脈のCT値が設定した閾値を超えたのを確認したのち，自動または手動で本スキャンを開始する．テストインジェクションを必要としないため，簡便で検査の精度も高い方法である．
　注入量などによっては設定した閾値を超えないこともある．

近年，TI法とBT法を組み合わせた test bolus tracking（TBT）法も盛んになってきている．

41 経動脈CTアンギオグラフィ

Basics
- 経動脈CTアンギオグラフィとは，カテーテルを動脈に留置しながらCT撮影する方法
- 主にCTAP，CTHAが行われている
- CTAPではカテーテルをSMAに留置し，希釈造影剤を注入することで門脈を造影する
- CTHAはカテーテルをPHAまたはCHAに留置し，希釈造影剤を注入して肝動脈を造影する

経動脈CTアンギオグラフィとは？

経動脈CTアンギオグラフィ（intra-arterial CT angiography）とは，カテーテルを動脈に留置しながら造影剤を注入し，CT画像を得る検査法である．

経動脈CTアンギオグラフィには，経動脈性門脈造影下CT（CT during arterial portography：CTAP）と肝動脈造影下CT（CT during hepatic arteriography：CTHA）がある．かつては血管造影室にてカテーテルを留置し，CT室に移動して検査を行っていたが，最近では血管造影室内にCT装置を配置したIVR-CTシステム（10章㊷参照）が普及し，血管造影室内でCT検査が行えるようになった．

CTAP

進行肝がん（中・低分化型細胞がん）では，門脈血流を受けないため，門脈造影を行うことで欠損像として確認される．よってCTAPでは，上腸管膜動脈（superior mesenteric artery：SMA）にカテーテルを留置し造影する．

上腸間膜動脈から注入された造影剤は，上腸間膜動脈→（小腸）→上腸間膜静脈→門脈と経由し，肝臓へ入る．

- 造影条件
  造影剤濃度：100～150 mgI/ml（3倍程度希釈）
  注入量：60～90 ml
  注入速度：2.0～3.0 ml/sec（撮影開始までに造影剤が入り終わるように）
- 撮影方法
  撮影開始タイミング：造影剤注入開始後30秒程度
  撮影範囲：横隔膜上縁－右腎実質上縁（肝臓がすべて含まれるように）

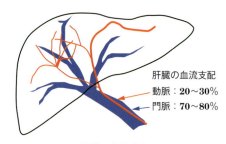

肝臓の血流支配

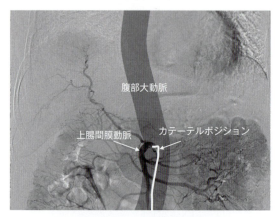

CTAPのカテーテルポジション

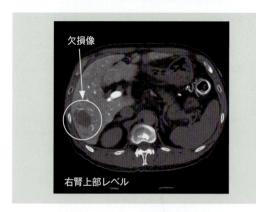

右腎上部レベル

CTHA

　CTHAの目的は，CTAPにより検出された病変の肝動脈血流の評価である．カテーテルは，固有肝動脈（proper hepatic artery：PHA）もしくは総肝動脈（common hepatic artery：CHA）に留置する．注入される造影剤が門脈血流になって混入されることを最小限にするためにも，極力PHAにカテーテルを選択して留置するようにしている．

- 造影条件
  造影剤濃度：100～150 mgI/ml（3倍以上に希釈）
  注入量：15～30 ml
  注入速度：1.0～1.5 ml/sec
  スキャン終了まで注入が続くように注入量および注入速度を調整する．
- 撮影方法
  撮影開始タイミング：造影剤注入開始後，5～10秒程度
  撮影範囲：横隔膜上縁 – 右腎実質上縁（肝臓がすべて含まれるように）

　造影剤注入開始40～50秒で追加撮影すると，結節周囲がリング状に高吸収域となる（コロナサイン）．これにより，肝細胞がんの診断が可能となる．

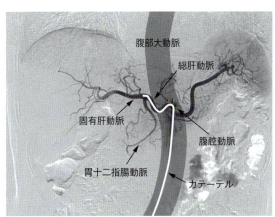

CTHAにおけるカテーテルポジション．
腹腔動脈→総肝動脈→固有肝動脈と進めていく．

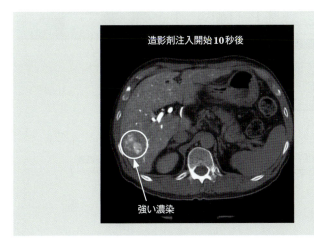
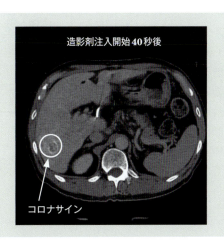

42 IVR-CTシステム

Basics
- IVR-CTはIVRの手技を支援するためのシステム
- IVR-CTによりIVRの安全性，正確性，利便性が向上
- 現在では，マルチスライスCTとフラットパネルディテクタによるIVR-CTシステムが普及
- 主に動脈造影下CT撮影やCTガイド下生検などに利用されている

IVR-CTシステムの開発の経緯

Interventional radiology（IVR）はX線透視下で動脈に置いたカテーテルを経由して行う，外科的手術よりも侵襲度が低い手技である．血管塞栓物質を目的部位に直接投与するなどして動静脈奇形，消化管出血，がんなどに対する血流阻害（塞栓術）や，血管形成術などが行われる．

IVRで用いられる血管撮影装置は，濃度分解能が十分でないため淡い濃染を観察しにくく，また2次元的情報に限られる．そこで，高い濃度分解能と3次元情報を取得可能なCT装置を用いることが提案された．

当初は血管造影室からCT室にカテーテルを留置したまま移動して検査が行われていたが，カテーテルを挿入したままでの移動は危険を伴い，繰り返しのCT検査が困難であった．

そこで，IVRの手技をより強力に支援するシステムとして，IVR-CTシステムが開発された．

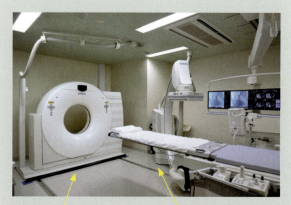

IVR-CTシステムの全景

IVR-CTシステムの概要

右にIVR-CTシステム全景，およびIVR-CT/Angioシステムの配置例を示す．

IVR-CTシステムにおいて，血管撮影装置とCT装置が，診断や治療に十分活用できる画質の画像を提供することは重要であるが，術者の作業空間の確保や患者につながっている各種ルート類の保持，清潔区域の確保など，医療安全上十分に配慮されたシステムでなければならない．

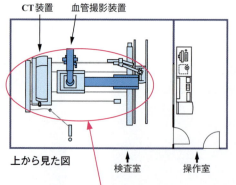

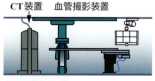

CT装置と血管撮影装置を直線に配置，CT撮影時は血管撮影装置が退避し，CT装置が寝台に近づく．

IVR-CT/Angioシステムの配置例

IVR-CTシステムの特長

- IVR時に，カテーテルやチューブを伴う患者のCT室への搬送が不要となり，検査の安全性と効率が向上．
- 共通寝台を用いた血管造影とCTの繰り返し検査により，検査時間が短縮し患者さんの負担が軽減．
- 血管造影画像とCTの断層像の組合せによる3次元的情報の取得により，複雑な血管走行や解剖学的破格の把握が可能となり，血流支配域の判定や塞栓術の治療効果判定精度が向上．

IVR-CTの用途

血管性 IVR-CT

Digital subtraction angiography（DSA）を用いて血管走行や病変を撮影する検査と，DSA装置では確認しづらい低コントラスト物体を撮影するためのCT検査を組み合わせた方法である．

非血管性 IVR-CT

血管以外で針やカテーテルを用いてCT画像誘導下に実施される診断や治療全般を指す．透視や撮影だけでは確認できないような肺，実質臓器，骨，軟部などの腫瘍，また，2次元情報では位置把握が困難な組織，膿瘍などに対して使われている．

● **血管性 IVR-CT**
— 原発性肝細胞癌または転移性肝癌に対する
　肝動脈動注化学療法（transcatheter arterial infusion：TAI）
　肝動脈化学塞栓療法（transcatheter arterial chemoembolization：TACE）
　・CTAP（computed tomography during arterial portography）
　・CTHA（computed tomography during hepatic arteriography）
— 外傷性骨盤出血における動脈塞栓

● **非血管性 IVR-CT**
— CTガイド下生検（肺，骨，実質臓器，軟部腫瘍など）
— 術前マーキング
— 膿瘍ドレナージ（腹腔内，骨盤腔内など）
— 経皮的ラジオ波焼灼療法（radiofrequency ablation：RFA）
— 経皮経肝胆道，胆のうドレナージ
— 経皮内視鏡的胃瘻造設術
— 経皮的椎体形成術

IVR-CTシステムを用いて行われる検査，治療の例

43 CT透視

Basics
- 一般的なCT検査とは異なり，リアルタイムに画像を再構成して提供する
- 針の刺入位置などをリアルタイムにスライス画像で観察でき治療の安全性が向上する
- 主にCTガイド下生検や，撮影範囲のリアルタイム確認などに用いられている

CT透視の原理

通常のCT画像は撮影，画像再構成，画像表示という順に行われている．この流れでは，当然撮影から画像が表示されるまでタイムラグが発生する．このタイムラグはCT画像誘導下に行われる診断や治療手技の場合，術者には無駄な時間となる他，手技が止まることで特に針やカテーテルを使用している場合は，検査リスクが増加する．そこで，CT画像をほぼリアルタイムに連続して再構成して表示する手法が開発され，これをCT透視と呼ぶ．

現在のマルチスライスCTでは，複数の断面を同時にCT透視画像として表示することが可能であり，3次元的な位置把握に威力を発揮している．

CT画像1スキャン（1回転）毎に表示していては，例えば0.5 s/rotの装置では0.5秒毎となり動画的に観察できない．そこで，再構成に用いるデータを60度ずつずらしながら再構成することで0.08秒間隔の連続性の高い表示となる．

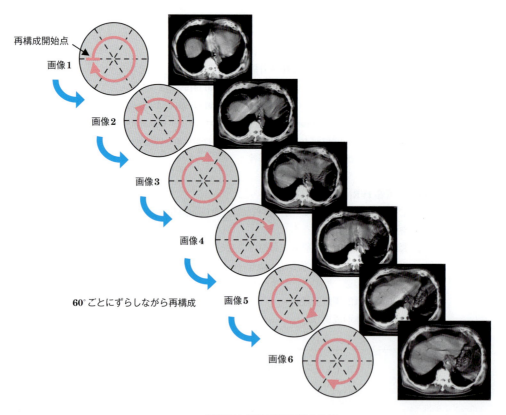

CT透視における画像再構成の例

CT透視を用いたCTガイド下生検

非血管性IVR-CT（10章㊷参照）で行われている手技である．

透視や撮影だけでは確認できないような肺，骨，軟部などの腫瘍，または投影像だけでは位置把握が困難な組織，病変などに対して使われている．特に肺の生検はCTの特徴である高い空間分解能が有効であり，頻度が高い．

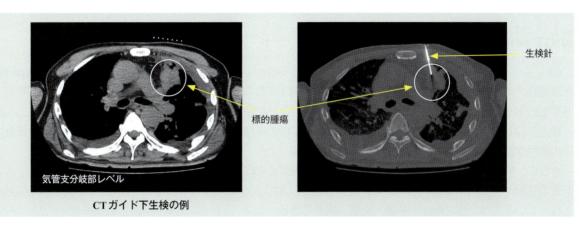

CTガイド下生検の例

リアルタイム再構成技術の応用

撮影範囲のリアルタイム確認

CT透視は，前述したリアルタイム再構成技術により実現されている．この技術の即時性を活かしてヘリカルスキャン時に再構成をリアルタイムに行い，CT画像を表示する．これにより，スキャン中の断面が把握できる．

撮影計画を立てる時点で，撮影範囲を正確に決定することは困難な場合もある．そこで，あらかじめ撮影範囲は広く計画しておき，撮影中にリアルタイム再構成画像を観察し，最適な位置で撮影を停止させることができる．これにより撮影範囲の最適化ともに患者被ばくの低減に寄与する．

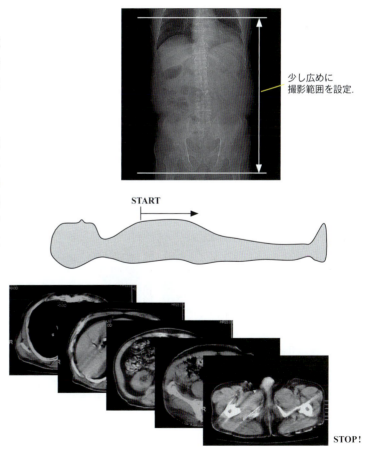

44 CTパーフュージョン

Basics
- CT perfusionは組織の血流量を定量的に測定する，機能画像解析法のことである
- 近年のCT装置の進歩により，CT perfusionの適応範囲は広がってきている
- CT perfusionによって得られるパラメータは，単位時間当たりの血流量，組織内に存在する血液量，血液の平均組織通過時間である

CT perfusion とは？

　CTによって局所血流解析を行う手法がCTパーフュージョン（CT perfusion）である．一般的に灌流（perfusion）とは組織内の細小血管，特に毛細血管内の血流を意味している．CT perfusionでは，この組織灌流の状態を，ヨード系造影剤をトレーサとしてCT装置で観察し，定性的，定量的に測定したものを画像の濃淡で表示している．
　最近普及しつつある多列のマルチスライスCTにより，一度のスキャン範囲が広がり，MRIや核医学検査のように広範囲な部位のperfusion検査が可能となりつつある．
　さらに，同一部位を連続して撮影することによる被ばくの問題についても，新たな解析アルゴリズムによる撮影回数の低減や逐次近似画像再構成法による低線量化により徐々に解決しつつある．現在，CT perfusionの対象部位となっているのは，主に頭部，肝臓，心筋，胸部である．

頭部領域でのCT perfusion

頭部領域のCT perfusionの目的は，以下のとおりである．
　① 血流低下領域の把握
　② 脳血流量の確認（血管予備能の確認）
　③ 血流遅延領域の確認
CT perfusionによって得られるパラメータには
　① 脳組織中を単位時間あたりに組織中を流れる血流量（CBF：cerebral blood flow）
　② 脳組織中に存在する血液量（CBV：cerebral blood volume）
　③ 脳組織中を流れる血液の平均組織通過時間（MTT：mean transit time）
特に急性期脳梗塞の場合，CBFやMTTが低下しているものの，CBVが比較的保たれている領域はpenumbra（救済可能領域）といい，早期の治療による効果が期待できる．

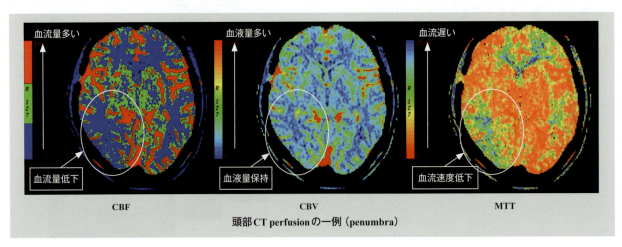

頭部CT perfusionの一例（penumbra）

肝臓のCT perfusion

肝臓領域のCT perfusionの目的は，以下のようなものがある．
　①びまん性疾患の病態解析
　②悪性腫瘍の病態鑑別
　③血流動態や血管新生の変化を画像化することによる治療効果判定
　④肝部分切除後の残肝予備能の評価

また，肝臓CT perfusionによって得られるパラメータは，以下のとおりである．
　①肝臓に単位時間当たりに流れる血流量（HBF：hepatic tissue blood flow）
　②肝臓内に存在する血液量（HBV：hepatic tissue blood volume）
　③平均組織通過時間（MTT：mean transit time）
　④肝動脈の血流量の割合（HAF：hepatic arterial fraction，PI：perfusion index）

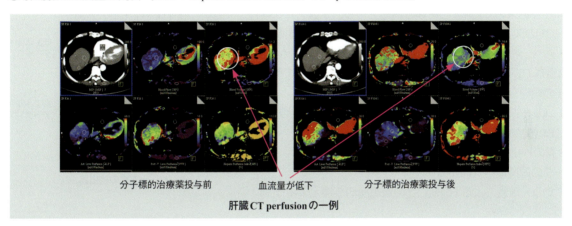

分子標的治療薬投与前　　　血流量が低下　　　分子標的治療薬投与後
肝臓CT perfusionの一例

心筋のCT perfusion

心筋の血流定量の評価法としては，ある一時相のみの撮影データを基に得られるsnap shot perfusionによる定性評価や，造影剤が到達してから出て行くまでの全体を撮影するdynamic perfusionがある．

心筋CT perfusionの目的は
　①虚血性心疾患の病態解析
　②心筋生存能（viability）の評価
　③冠動脈血行再建術後の評価

このうち，血管拡張時（運動，薬剤負荷）では本来安静時よりも血流量が4～5倍増加するのに対し，冠動脈が50％以上狭窄している場合には血流の低下が観察される．このため，薬剤負荷によるCT perfusionと安静時CT perfusionの2回が撮影される．

心筋CT perfusionによって得られるパラメータには，
　①心筋の血流量（MBF：myocardial blood flow）
　②心筋の血液量（MBV：myocardial blood volume）
　③平均組織通過時間（MTT：mean transit time）
などがある．

45 デュアルエネルギー

Basics
- デュアルエネルギーは2種類の異なるX線エネルギーで撮影されたデータから仮想単色X線画像や物質弁別画像などを提供する
- 仮想単色X線画像（monochromatic image）とは，仮想的に単一エネルギーの光子で撮影した画像であり，ビームハードニングの低減やコントラスト改善が可能
- エネルギー依存を解析することで理想的には物質弁別が可能であり，その結果が物質密度画像（material density image）などで提供される

デュアルエネルギーのスキャン方式

デュアルエネルギーCTでは2種類の異なるX線エネルギー（管電圧）で同一断面を撮像し，その投影データ（またはCT画像）から従来のCT画像と異なる情報を得る．デュアルエネルギーCTのスキャン方式には以下のものがある（1章❻参照）．

- 2管球CT（dual-source CT：DSCT）による，2種類の管電圧の同時スキャン
- 1つのX線管で高速に管電圧を切り替えながらのスキャン（Fast kV Switching）
- 2層の検出器による低エネルギーデータと高エネルギーデータの同時取得（dual-layer）
- 1つのX線管による1回転ごとの管電圧切り換えスキャン

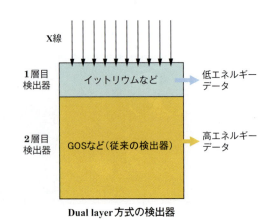

Dual layer方式の検出器

CT画像のコントラストを決定するCT値は，線減弱係数を元に計算されている．組織の線減弱係数は，X線のエネルギーによって変化し，その変化率は組織毎に異なる．従って，2種類のX線エネルギーで撮影すると，高エネルギー（高管電圧）と低エネルギー（低管電圧）時のCT値が異なり，その比が物質毎に異なることから，これを利用して理論的には物質の弁別が可能となる．そして，エネルギー依存を計算することで，仮想単色X線画像（virtual monochromatic image）や物質密度画像（material density image）などの再構成が可能となる．

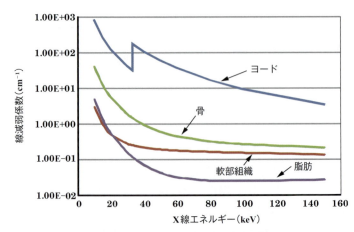

各組織のエネルギーと線減弱係数の関係

仮想単色X線画像

2種類の異なるX線エネルギーで撮影されたデータを元に，仮想的に単一エネルギーの光子で撮影した（仮想単色X線）画像が得られる．そのエネルギー範囲は，機種によるが40〜140 keV程度である．

これにより，低エネルギーによるコントラストの改善が期待できるだけでなく，単一エネルギー化によるビームハードニングの低減や高エネルギー化による金属アーチファクトの低減なども期待できる．

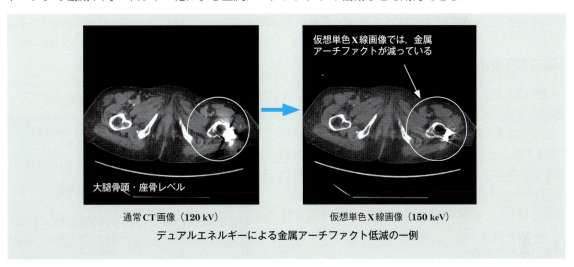

デュアルエネルギーによる金属アーチファクト低減の一例

物質密度画像

2種類の異なるX線エネルギーで撮影されたデータを元に，物質の弁別が可能であり，特定の物質のみの画像が作成できる．これを利用して以下のような応用が可能である．

- 頭蓋底など骨と血管が近接する領域での骨情報の除去
- 血管壁の石灰化プラークと造影された内腔との分離
- 心筋のヨード分布の画像化による心筋灌流の評価
- 肺内のヨード分布の情報を抽出することによる肺灌流情報の評価
- 腎結石の組成の評価
- 肝臓造影CTにおける仮想単純CT（virtual non-contrast image：VNC）像の作成（造影剤の除去）

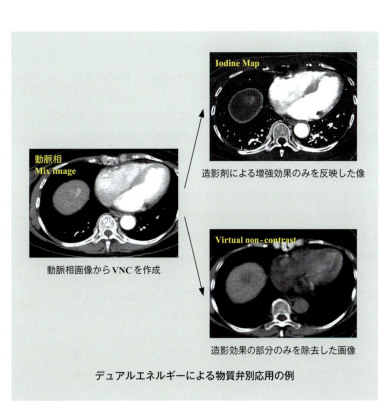

デュアルエネルギーによる物質弁別応用の例

46 心臓CT撮影

Basics
- マルチスライスCTの高速性を利用し，心電図同期により心臓のスキャンが可能である
- 比較的動きの緩やかな拡張中期や収縮末期において画像を得る
- 複数の心拍において分割してハーフスキャンデータ収集することにより時間分解能を向上できるが，被ばくが増加しやすい．目的時相だけをスキャンする方法もある
- さらなる多列化（320列など）・高速回転化（0.27 s/rot.）や2管球化により，時間分解能が向上し，最短で1心拍でスキャン可能になった

心臓CT検査の適応

CT装置の多列化・高速回転化により，ハーフ再構成（1章❷参照）を用いて0.15〜0.25秒の時間分解能が実現された．そして従来は動いていて撮影不可能であった心臓もCTで撮像することができるようになった．また2管球で同時スキャンすることで，約70 msの時間分解能が実現され，また160 mmのカバレッジにより一心拍でのデータ収集も可能となった．心臓CT検査は従来行われてきた冠動脈造影（CAG）検査に比べ，低侵襲，短時間，低コストなどのメリットがある．

ただし高心拍や不整脈など，心臓CT検査の非適応条件もあり，適応について考慮が必要である．

心電図同期撮影

CTが高速になったとはいえ，時間分解能は140 msec程度，2管球方式で約70 msecであるため，これよりすばやく動く物体の撮像は不可能である．よって，なるべく心臓の動きが穏やかなタイミングをねらって撮像する必要がある．

心臓は心房収縮直前の拡張中期（緩速流入期）で動きが穏やかになる．心臓CT撮影では，この時相で撮影できるように，心電図波形を用いてタイミングを計る．

心電図データを収集しながら連続的にヘリカルスキャンし，拡張中期（または収縮末期）のみの投影データから画像再構成する方法がretrospective ECG gating法である．また，拡張中期を狙って間欠的にノンヘリカルスキャンで撮影する方法が，prospective ECG gating法である．Prospective ECG gating法は必要なときだけX線を照射するため低被ばくである．ただし撮像した時相の画像しか得られない．

Retrospective ECG gating法において拡張中期以外の管電流値を下げるECG dose modulation法によって被ばく低減が可能である．

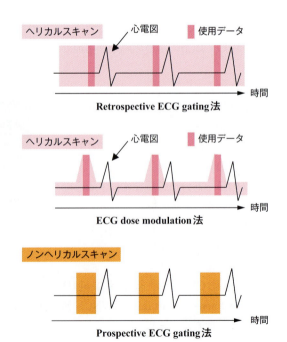

心臓CT検査の適応例と不適応例

適応例	非適応例
狭心症の疑い	高心拍症例
リスクを有する患者の手術前検査	不整脈症例
複数のリスクを有する患者のスクリーニング	腎不全の患者
PCI*術前評価	気管支喘息を持つ患者
バイパス術後評価	造影剤アレルギーの既往のある患者
	息止め不良の患者
	極度の緊張状態にある患者

* percutaneous coronary intervention：経皮的冠動脈形成術

マルチセグメント再構成

Retrospective ECG gating法において，ハーフ再構成に必要な投影データを複数の心拍から得る方法をマルチセグメント（分割）再構成などと呼ぶ．一般に2～3分割が用いられ，これによりみかけ上の時間分解能が2～3倍となる．

この手法では，0.16～0.24の低いピッチファクタを選択することで，セグメントを埋めるデータが得られる．一方で低ピッチによって被ばくが増加するため前述したECG dose modulation法を用いることを考慮する必要がある．

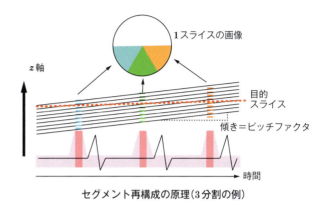

セグメント再構成の原理（3分割の例）

再構成心位相の設定

最適な再構成心位相を決定することは，動きの緩やかな最適時相を選択し，ブレの少ない画像を提供するために重要である．最適な再構成心位相を決定する方法には，心電図のR-R間隔を100%として，%値で設定する相対値法と，R波からの時間を設定する絶対値法がある．

不整脈などでR-R間隔が一定ではない場合，相対値法では同一心位相を得ることは難しいので，絶対値法が有効である．

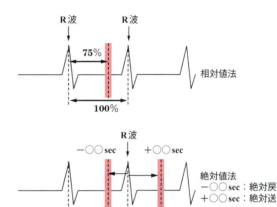

再構成心位相の設定方法

心臓CT撮影の画像処理

心臓CT検査は，3次元的に形態診断を行うのが標準である．そのため，VR，MIP（angiographic view），MPR，CPRなどの3次元画像処理（3章⑬⑭参照）を駆使する．特に冠動脈の狭窄率の評価では，冠動脈に沿ったCPR画像や，冠動脈に直交した断面となるようなMPR画像（cross-sectional view）が有効である．

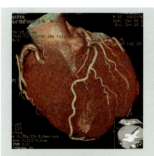

VR画像
冠動脈の走行把握
奇形，側副血行路の描出

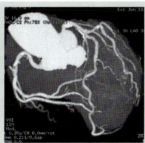

MIP（angiographic view）
狭窄，石灰化の存在診断

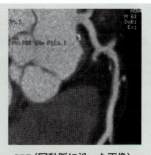

CPR（冠動脈に沿った画像）
冠動脈の三次元的な走行を二次元で描出
冠動脈の性状評価に有効

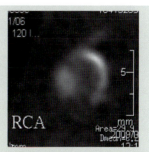

MPR（cross-sectional view）
プラークや石灰化の血管内での分布を把握

47 頭部 (head) の概要

Basics
- 頭部は左右対称な構造であり，疾患の診断には左右差の比較が重要となる
- 基準線の眼窩耳孔線（orbitomeatal line：OM Line）
- 出血は高吸収（白），梗塞は低吸収（黒）となる

　頭部は固い頭蓋骨の中に満たされた脳脊髄液（cerebrospinal fluid：CSF）の中に脳が浮かんだ状態で構成されている．

　頭部の構造は左右対称であり，左右の差を比較することで疾患の診断が行われるため，左右の傾きがない画像を得ることが重要となる．

　頭部CT検査は短時間で行うことができるためスクリーニングとして行われる頻度が高く，重要な検査の一つとなっている．

画像解剖

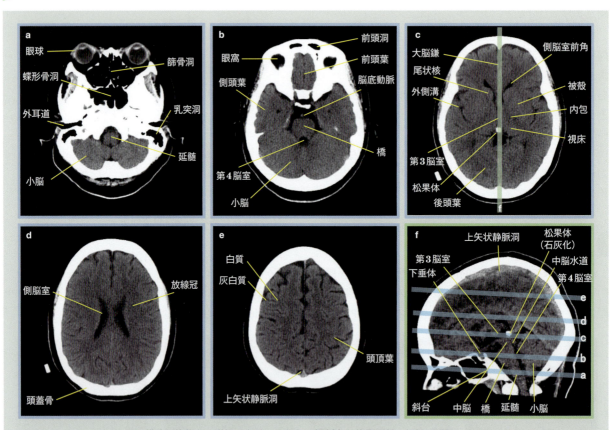

脳の構造は複雑かつ詳細であり，これらの解剖名と位置関係の把握は重要である

撮像

通常は 120 kV で撮像する．
$CTDI_{vol}$ は 60 〜 80 mGy．
スライス厚は 4 〜 5 mm 程度．
撮像範囲は脳全体を含めるようにする．
基準線は眼窩耳孔線（OM Line）

頭部は固い頭蓋骨に囲まれており，他の部位よりも高線量で撮影する必要がある．また，脳実質のわずかなコントラストを描出するために十分な線量が必要であり，CT-AEC（7章 ㉜ 8章 ㊱ 参照）を有効利用して線量を適正にする．

頭部は動きの少ない部位であり，十分な線量が必要であるためコンベンショナルスキャンで撮影されてきた．近年のCT装置は技術の向上によりヘリカル撮影で診断可能な画質を提供できるため，目的に応じたスキャン方法を選択する．

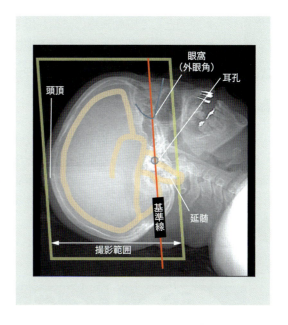

表示条件（例）

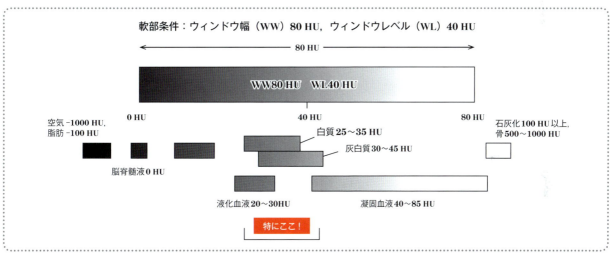

脳実質の観察では白質，灰白質が十分に観察できるコントラストにするために，WW を小さく設定する．

頭蓋内の脳脊髄液（CT値 0 HU）から脳実質（平均 35 HU），脳内出血（凝固血液 60 HU 程度）をコントラストよく観察するために，WL を 40 HU 程度，WW を 80 HU 程度に設定する．

40 HU を中心に±40 HU の CT 値（0 〜 80 HU）が画像上観察可能な領域となる．

CT 値 0 HU より CT 値が低い脂肪（-100 HU）や空気（-1000 HU）はすべて黒く，CT 値 80 HU より CT 値が高い石灰（100 HU 以上）や骨（500 〜 1000 HU）はすべて白く表示され観察できないため，骨条件など場合によっては表示条件を変化させる必要がある．

くも膜下出血（subarachnoid hemorrhage：SAH）

Basics
- 脳の血管が破れてくも膜下腔（くも膜と軟膜の間）に出血が起こる疾患
- 原因として脳動脈瘤の破裂が最も多く，外傷による出血もみられる
- 脳動脈瘤破裂によるくも膜下出血は激しい頭痛を伴い，死に至る場合もある
- CTでは出血した血液が高吸収で描出される

経過

44歳女性．突然の激しい頭痛，嘔吐を主訴として来院，精査のため頭部CTを施行した．

CTでくも膜下出血が認められたため脳血管の3D-CTを施行したところ前交通動脈と右中大脳動脈に脳動脈瘤が確認された．CT画像での出血位置から前交通脳動脈瘤からの出血と診断され，開頭クリッピング手術となった．

画像①

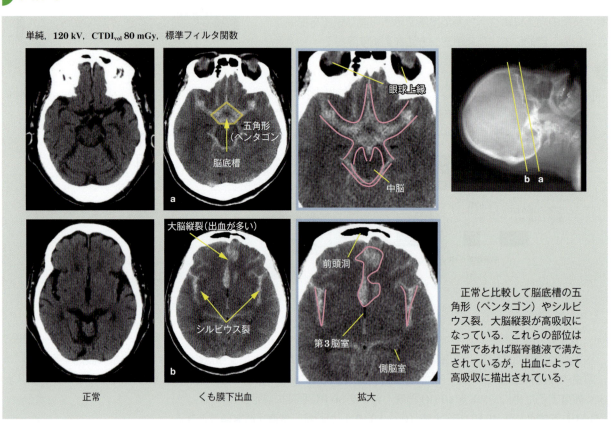

正常と比較して脳底槽の五角形（ペンタゴン）やシルビウス裂，大脳縦裂が高吸収になっている．これらの部位は正常であれば脳脊髄液で満たされているが，出血によって高吸収に描出されている．

〈頭部の解剖とくも膜下出血〉

くも膜下出血は，脳表の軟膜とそのすぐ上にあるくも膜との間（くも膜下腔）に脳動脈瘤などから出血した血液が流出した状態である．

流出した血液は血漿成分が吸収され，ヘマトクリット値が上昇するためCT値が上昇し，高吸収となる．

画像②

3D-CTA，120 kV，CTDI$_{vol}$ 50 mGy，スライス厚1 mm

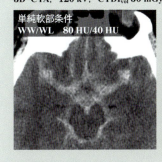
単純軟部条件
WW/WL　80 HU/40 HU

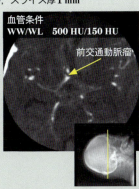
血管条件
WW/WL　500 HU/150 HU
前交通動脈瘤

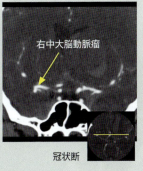
右中大脳動脈瘤
冠状断

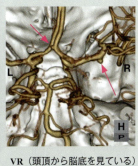
VR（頭頂から脳底を見ている）

頭部3D-CTAで前交通動脈瘤，右中大脳動脈瘤が認められる．造影された血管が見やすいようにウィンドウ幅（WW），ウィンドウレベル（WL）を調節し，薄いスライス厚で観察する．また，MPRやVRで多方向から観察することは血管の走行，位置関係，動脈瘤の大きさ，形状を把握するのに有用である．

疾患について

- くも膜下出血は脳を囲んでいるくも膜と軟膜の間（くも膜下腔）に出血を起こし，血液は脳の表面や脳溝に拡がる．
- 脳の表面に溜まった血液による刺激で，突然激しい頭痛が起こり，出血量に応じて脳が圧迫されることで嘔気・嘔吐が起こる．
- くも膜下出血の原因の多くは脳動脈瘤破裂である．
- 動脈瘤は血液の流れる向きが変わる場所など，血管に負担のかかる部分にできやすい．
- 好発部位として前交通動脈，中大脳動脈，内頸動脈と後交通動脈の分岐部，脳底動脈などが挙げられる．
- 破裂した動脈瘤に対する治療はクリッピング術や血管内塞栓術が行われる．
- 治療を行う前に3D-CTAや脳血管造影で脳動脈瘤の位置や大きさ，数，形状を確認する．

49 脳出血（cerebral hemorrhage）

Basics
- 脳内の細い血管（穿通枝）が破綻し脳の実質内に出血を生じる病態である
- 主な原因は高血圧による小血管の破綻であり，脳腫瘍によるものもみられる
- 好発部位は被殻，視床，小脳，脳幹であり，出血部は高吸収（白）となる

経過

87歳女性．左片麻痺が出現したため来院．スクリーニングの頭部CTで右被殻出血を認め，高血圧性脳出血と診断された．保存的治療が選択され薬剤による血圧のコントロールやリハビリ等が行われた．

画像

120 kV，CTDI$_{vol}$ 80 mGy，標準フィルタ関数

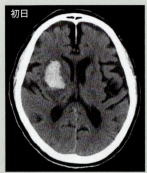
初日

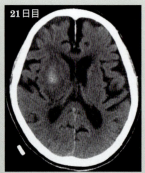
21日目

頭蓋内に境界明瞭な高吸収域の出血が認められる．周囲には浮腫による帯状の低吸収域が見られる．出血部の位置から被殻出血と考えられる．発症後4〜7日で出血部周囲のCT値が低下していき最終的には出血部全体が低吸収域となる．

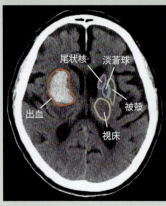

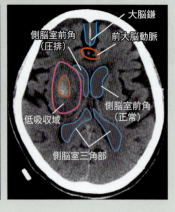

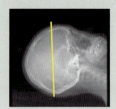

画像

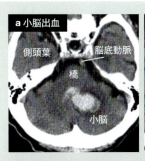
a 小脳出血

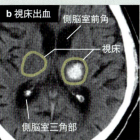
b 視床出血

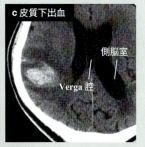
c 皮質下出血

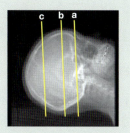

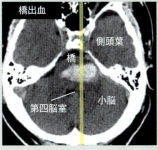
橋出血

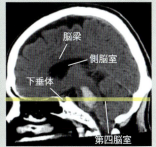
矢状断（MPR）

脳出血は被殻以外では視床や小脳，橋などでよく見られ，出血を起こした部位や出血量によって症状が異なる．

出血量やその広がりは，MPRによる多方向からの観察により把握しやすい．

《頭蓋内の石灰化》

　頭蓋内には生理的石灰化をきたす部位があり，出血の高吸収と誤認識しないように注意が必要である．

　好発部位は脈絡叢，淡蒼球，松果体，大脳鎌などがあり，左右対称であることが多い．

　CT値を計測することで出血と判別することができるが，あらかじめこれら構造の解剖学的な位置を把握しておくことも重要である．

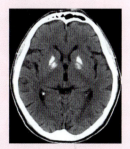
淡蒼球の石灰化（両側にみられる）

疾患について

- 四大好発部位は，被殻，視床，橋，小脳であり，ほかに皮質下，尾状核，中脳などがある．
- 脳出血の多くは被殻出血であり，次に視床が多いため，この2部位は必ずチェックする．
- 原因の大部分は高血圧である．
- 急性期の血腫は境界鮮明な高吸収域として描出される．
- 血腫の融解吸収に伴いX線吸収値は低下し，次第に低吸収域に変わる．
- 頭蓋内の生理的石灰化として，脈絡叢，淡蒼球，松果体等があり，これらと出血とを間違えないように注意が必要である．
- 出血の範囲や拡がりを観察にはMPRが有用である．

脳梗塞 (brain infarction)

Basics
- 何らかの原因で脳組織への栄養血管の血流が障害されて脳が壊死する状態
- 早期の脳梗塞をCTで指摘することは難しいが，時間が経つことで脳実質が低吸収（黒）となる
- 症状として片麻痺，顔面麻痺，言語障害がある

経過

81歳女性．突然の意識消失，右片麻痺，嘔吐を主訴として来院．脳血管障害が疑われ頭部CTが施行された．CTでは出血が認められなかったため頭部MRIが追加された．MRI（拡散強調像）で大脳左半球に高信号が認められ左の中大脳動脈閉塞による急性期脳梗塞と診断された．

画像

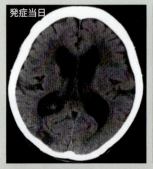
発症当日

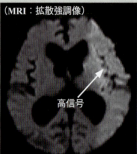
（MRI：拡散強調像）高信号

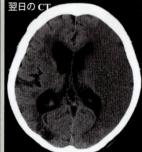
翌日のCT

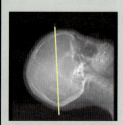

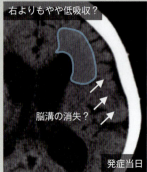
右よりもやや低吸収？ 脳溝の消失？ 発症当日

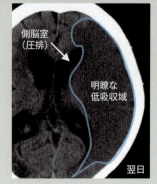
側脳室（圧排） 明瞭な低吸収域 翌日

120 kV, CTDI$_{vol}$ 80 mGy, 標準フィルタ関数

発症当日の頭部CTではわずかに左側頭葉の脳溝の消失がみられるがはっきりしない．一方，MRIの拡散強調画像では左中大脳動脈領域に明らかな高信号領域を認めることができ，急性期脳梗塞と診断が可能である．

翌日の頭部CTでは左中大脳動脈領域にMRIで高信号の領域に一致した低吸収領域が認められる．

梗塞による脳実質の浮腫により左の側脳室は圧排されている．

画像の特徴

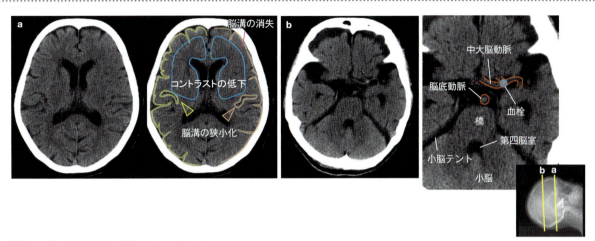

単純 CT による初期虚血変化（early CT sign）
a. 脳実質のコントラストの低下によってレンズ核（被殻，淡蒼球）や，皮質・髄質の境界が不明瞭となる．
また，わずかな浮腫による脳溝の狭小・消失があり，反対の脳と比較して腫れているような印象を受ける．
b. 中大脳動脈に hyperdense MCA sign と呼ばれる塞栓子（閉塞の原因である血栓）が高吸収に認められる．

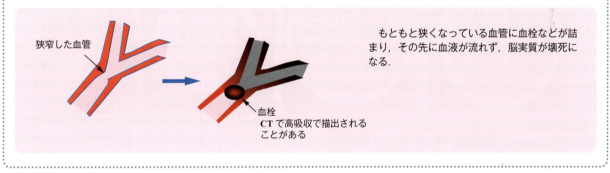

もともと狭くなっている血管に血栓などが詰まり，その先に血液が流れず，脳実質が壊死になる．

疾患について

- 脳梗塞は脳動脈の閉塞や狭窄によって脳組織に虚血が起こり，やがて脳細胞が壊死を生じる状態である．
- 症状は梗塞した部位により様々であるが，代表的なものとしては梗塞した脳と反対側の身体に麻痺などが生じる．
- 発症から4.5時間以内であれば血栓溶解療法（rt–PA）が行われるため早期の診断が必要である．
- CTでは発症してから少なくとも6時間，多くは12時間ほど経過しなければ明瞭に描出することができないため，急性期の脳梗塞に対しては MRI が優れる．
- CT で脳梗塞を診断するためには脳実質のわずかな変化を描出することが必要であり，低コントラスト分解能（5章㉑参照）が重要となる．

硬膜下血腫（subdural hematoma：SDH）

Basics
- 硬膜の内側（硬膜とくも膜との間）に出血し，血液の塊が脳を圧迫する病態
- 一般に三日月型の血腫がみられる
- 出血からの時間経過により，急性硬膜下血腫と慢性硬膜下血腫がある

経過

90歳男性．脳梗塞の既往があり抗凝固薬服用中．歩行時のふらつきが強くなったため来院．スクリーニングとして頭部CTが施行された．CTで右側大脳半球に沿って濃度が不均一な出血が認められ急性硬膜下血腫と診断された．左大脳が圧排されており手術が施行された．

画像

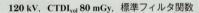

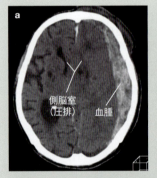
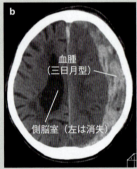
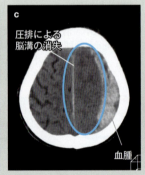
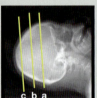

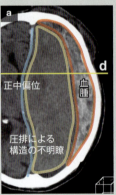
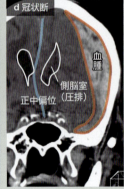

急性硬膜下血腫（左）
　左の脳表に沿って三日月型の血腫が拡がっている．左の大脳半球は血腫に圧排されており，脳の正中線が反対側に移動する正中偏位（midline shift）が見られる．
　冠状断では血腫の上下方向の拡がりがよくわかり，midline shiftもみられる．

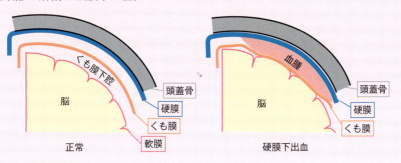

〈頭部の解剖と硬膜下血腫〉

硬膜下血腫は，脳表の血管が損傷することで，脳と硬膜の間に血腫ができる病態である．

脳の表面に沿って血腫が拡がり，断面で見たときに三日月型になる．

慢性硬膜下血腫

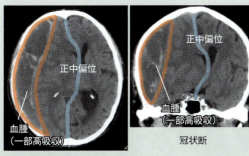

慢性硬膜下血腫
右側に低吸収な血腫が拡がり，一部分で高吸収な部分が混在している．これは長い時間をかけて出血が続き，古い出血と新しい出血が入り混じっていることを表している．

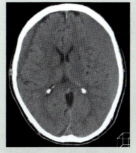

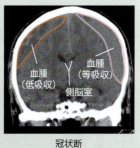

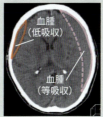

両側硬膜下血腫
右に低吸収，左に脳実質とほぼ等吸収の血腫を認める．冠状断で血腫が両側から脳を圧排している様子がわかる．

疾患について

- 硬膜とくも膜の間で出血し脳表に沿うように血腫が拡がるため三日月型となる．
- 脳自体の損傷や脳表の血管の損傷により，硬膜下に出血する．
- 外傷による急性硬膜下血腫は大量の出血による脳への圧排が強いため重症化する．
- 重症の場合，大脳が押されて正中線が反対側へ押される「midline shift」がみられる．
- 手術は血腫を除去することで脳への圧排を解除することが目的となる．
- 慢性硬膜下血腫では，頭部外傷後約2週間から3か月ほどかけてゆっくりと血腫が増大する．
- 出血からの時間によって血腫のCT値は変化し，時間が経つほど低吸収となる．
- 血腫の拡がりや圧排の状態を見るにはMPRが有用であり，特に冠状断は血腫の上下方向の拡がりと圧排の観察に適している．

52 硬膜外血腫 (epidural hematoma：EDH)

Basics
- 硬膜の外側（頭蓋骨と硬膜との間）に出血し，血液の塊が脳を圧迫する病態
- 一般に凸レンズ型の血腫がみられる
- 頭部外傷によるものが多く，多くは衝撃を受けた側と同側に発生する（直撃損傷）
- 骨折を伴うことが多いため，骨条件を追加する

経過

45歳女性．交通事故で頭部を打撲し，救急車で来院．頭部CTを施行し，左硬膜外血腫と左皮下血腫，頭蓋骨骨折を認め，血腫除去術となった．

画像

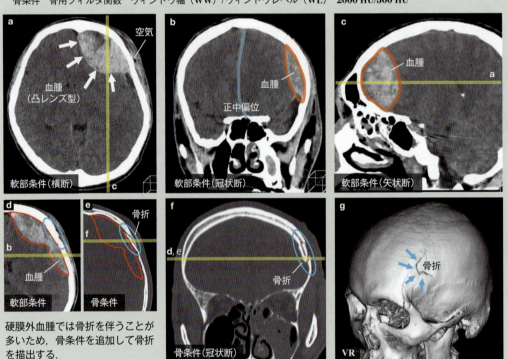

a. 左前頭部に凸レンズ型の高吸収な血腫を認める．皮下血腫とその中に空気が見られる．
b. 冠状断で左脳が血腫に圧排され正中偏位（midline shift）が見られる．
c. 矢状断で前頭部における血腫の拡がりが観察できる．
d, e, f. 血腫直上に頭蓋骨骨折が認められる．骨折を観察するためには骨条件が必要となる．
g. VRによって骨折の全体像が把握しやすい．

〈頭部の解剖と硬膜外血腫〉

硬膜外血腫は，頭蓋骨の直下を走行する血管（中硬膜動脈）が損傷し，頭蓋骨と硬膜の間に血腫ができる病態である．

血腫は頭蓋骨から硬膜を剥がすように拡がり，断面で見ると凸レンズ型となる．

画像の特徴

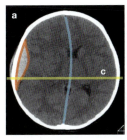
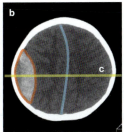
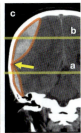
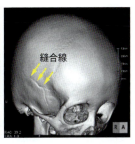

頭蓋縫合では硬膜が剥がれないため，血腫は縫合線を超えない．

《対側損傷（contrecoup injury）》

頭部外傷では衝撃が加わった側に骨折やそれに伴う出血が発生する直撃損傷（coup injury）に対し，打撃が加わった反対側では頭蓋骨と脳がぶつかったり，陰圧がかかったりすることで損傷を起こす対側損傷（contrecoup injury）が見られる場合があるので，硬膜外血腫を見た場合には反対側の脳に損傷が無いかを確認する必要がある．

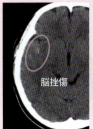
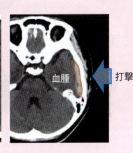

疾患について

- 頭蓋骨骨折によって中硬膜動脈が損傷し，出血が起こる場合が多い．
- 頭蓋骨と硬膜の間で出血が起こると血腫は骨から硬膜を剥がしながら拡がるため凸レンズ型となる．
- 一般に頭蓋縫合では硬膜が頭蓋骨から剥がれないので頭蓋縫合を超えて血腫が拡がることは無い．
- 硬膜外血腫では反対側の脳に損傷（対側損傷：contrecoup injury）が無いか注意する．
- CTでは高吸収の血腫が見られ，その大きさや拡がり，位置関係を把握するにはMPRによる多方向断面の観察が有効である．
- 骨折を伴うことが多いため，骨条件の追加や，頭蓋骨のVRを追加する．

髄膜腫 (meningioma)

Basics
- 良性で最もよくみられる脳実質外腫瘍であり，中高年の女性に多い
- CTでは等〜高吸収を示し，均一に造影される．また，石灰化を伴うこともある
- MPRを作成し，腫瘍が脳実質外であることを提示する

経過

44歳女性．3年前から脳ドックのMRIで髄膜腫が指摘されていた．年々腫瘍のサイズが増大してきたため手術適応となり，精査として造影CTが施行された．

画像

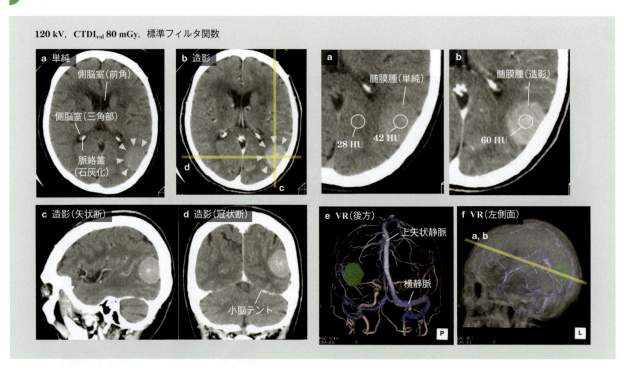

a, b. 左後頭部に頭蓋骨（円蓋部）に接した境界明瞭な球状の腫瘤が見られ，単純では脳実質と比べやや高吸収であり，造影によって全体が染まっている．
c, d. MPRで腫瘍の大きさや頭蓋骨との位置関係がよくわかる．
e, f. VRを作成することで腫瘍と血管（特に静脈）や頭蓋骨との位置関係が把握しやすくなる．

〈頭部の解剖と髄膜腫〉

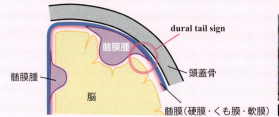

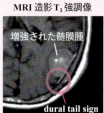

MRI 造影 T₁ 強調像

硬膜，くも膜，軟膜を合わせて髄膜と呼ばれる．

髄膜腫は髄膜から発生するので，髄膜があるところであればどこでも発症する．

MRI では隣接する硬膜の肥厚や造影による増強（dural tail sign）が認められる．

画像

大脳鎌部髄膜腫

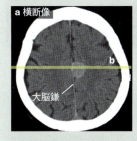
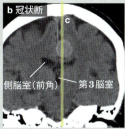
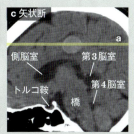

単純　120 kV, $CTDI_{vol}$ 75 mGy, 標準フィルタ関数

左の大脳鎌に高吸収の球状の腫瘤が認められる．

鞍上部髄膜腫

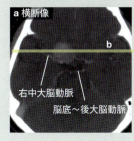
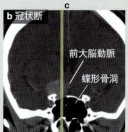
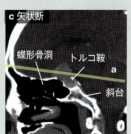

造影　120 kV, $CTDI_{vol}$ 78 mGy, 標準フィルタ関数　血管条件（WW/WL 500 HU/100 HU）

頭蓋底右側に造影された腫瘤が骨に接して認められる．腫瘍はトルコ鞍に侵入しており，動脈も巻き込んでいる．

造影された腫瘍と骨，血管を区別できるようにウィンドウ幅，ウィンドウレベルを調節する．

疾患について

- 髄膜腫はくも膜細胞から発生する良性腫瘍であり，最もよく見られる脳実質外腫瘍である．
- 中高年の女性に多く，無症状であることが多い．
- サイズが大きくなると脳を圧排することで，けいれんや嘔吐などの症状が現れる．
- 好発部位は円蓋部，蝶形骨部，傍矢状部，大脳鎌などがあり，まれに側脳室内や眼窩内にも発生する．
- CT では境界明瞭な等〜高吸収であり，内部に石灰化を伴うこともある．
- 造影することで内部が均一に増強され，MRI では周囲の硬膜の肥厚と増強（dural tail sign）も観察される．
- 画像では脳実質外の腫瘍であることを示すことが必要であり，MPR を作成する．
- VR を作成することで腫瘍と血管（特に静脈），骨などの位置関係が把握しやすくなる．

54 脳腫瘍および占拠性病変 (brain tumor and space-occupying lesion)

Basics
- 神経膠腫は原発性腫瘍で最も多く見られる．良性及び悪性
- 転移性脳腫瘍の原発は，肺がん及び乳がんが多い
- 血管との関係を観察するために造影によるVR（3次元）画像が有効である

画像①：神経膠腫 (glioma)

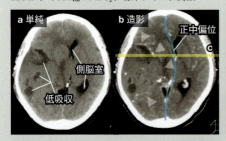
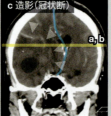
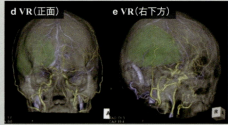
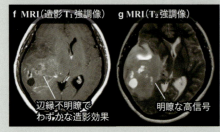

49歳男性．頭痛を主訴に受診．
　右側頭葉に一部低吸収を含む大きな腫瘍を認め，正中偏位(midline shift)がみられる．腫瘍自体はほとんど造影されていない．MRIでも造影効果は弱く，T_2強調像で高信号として明瞭に描出されている．VRを作成することで腫瘍の大きさや位置関係の把握が容易となる．神経膠腫は神経膠細胞から発生する腫瘍の総称であり，良性から悪性まで4つのグレードに分けられている．この症例は腫瘍摘出術が行われ，星細胞腫（グレード2）であった．

画像②：脂肪腫 (lipoma)

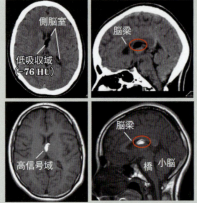

18歳女性．めまいにて受診し，偶発的に指摘．
　正中の脳梁体部下縁に脳室よりも低吸収な腫瘤が認められる．
T_1強調像で高信号を示すことから内部は脂肪組織であると推察される．
脂肪腫は全年齢でみられる先天的奇形と考えられている．
正中部に多く，半数程度が大脳半球間で見られる．
無症状であり，治療を必要とすることはほとんどないが，他の脂肪を含む腫瘍と鑑別することが必要である．

画像③:転移性脳腫瘍 (metastatic brain tumor)

120 kV, CTDI$_{vol}$ 83 mGy

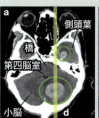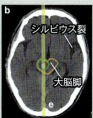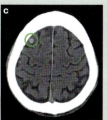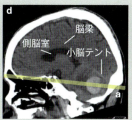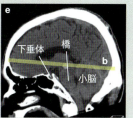

65歳男性.右肺がん術後.吐き気,嘔吐にて受診.
　左小脳半球と側頭葉,右大脳脚,右前頭葉皮質下に大小の多発する高吸収な腫瘤を認める.
　脳転移の原発巣は肺がん,乳がん,消化器がん,頭頸部がん,腎膀胱がん,子宮がんが挙げられ,原発巣によって様々なパターンの腫瘤が見られる.小さなものではCT上では検出できず造影MRIで検出できるものもある.また,腫瘍が小さい場合でも周囲に広範囲に浮腫を伴うことがある.

画像④:くも膜嚢胞 (arachnoid cyst)

120 kV, CTDI$_{vol}$ 80 mGy

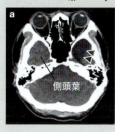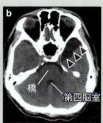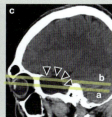

21歳男性.片頭痛で受診し,偶発的に指摘.
　左中頭蓋窩に内部均一な低吸収域な嚢胞性病変が認められる.
　くも膜嚢胞の好発部位はシルビウス裂,中頭蓋窩,小脳橋角部であるが,くも膜があるところならばどこでも発生しうる.
　一般に症状を示すことはなく,発見されても治療の対象とはならない場合がほとんどである.

55 胸部 (chest) の概要

Basics
- 肺は胸郭（肋骨，胸椎，胸椎および横隔膜）に囲まれ，両肺は縦隔（軟部組織）で仕切られている
- 胸部は呼吸による動きが大きな部位であり，撮影時の息止めが重要である
- 肺野条件と縦隔条件の2種類の表示条件とフィルタ関数が用いられる

　胸部は解剖学的に空気を多く含むスポンジ様の肺実質と微細な構造の気管支血管束からなる肺が大部分を占め，他に心臓，大血管，軟部組織，胸壁，骨（脊椎・肋骨）などで構成される．
　肺実質で構成される低吸収な部位を肺野と呼ぶ．一方，両肺と脊柱，胸骨に囲まれた心臓や大血管，食道などの軟部組織で構成される部位は縦隔と呼ばれる．

　撮像体位は仰臥位で両上肢挙上とし，撮像範囲は肺尖部から横隔膜背側の肺野を十分に含める．撮像時は最大吸気とする．吸気が十分ではない場合，肺内の空気量が少なくなることで肺野濃度が上昇し病変があるように見えることがある．

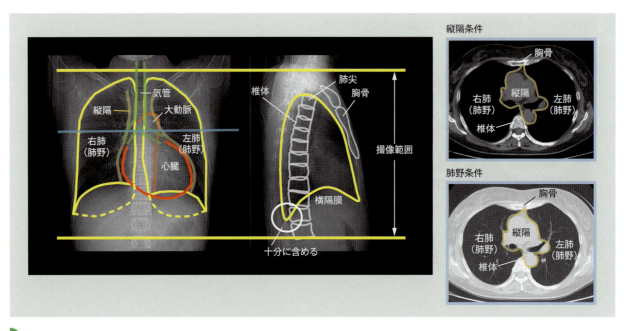

撮像条件

- 通常は120 kVで撮像する．$CTDI_{vol}$は10～20 mGy程度．胸部はX線透過率の変化が大きい部位であるためCT-AECを使用して適正な線量管理をする．
- 胸部領域は心拍動や呼吸運動による動きの影響が大きい部位であり，面内と体軸方向の時間分解能の両方が要求される．息止めが可能と思われる20秒以内で撮像できるようにX線管球回転時間とピッチファクタを調整する．
- 息止めが不可能な場合は，より速いX線管回転時間，1.0以上のピッチファクタの選択等で撮像することで動きのアーチファクトは軽減される．この際，ノイズの増加や空間分解能の低下を招くため注意が必要である．

表示条件（例）

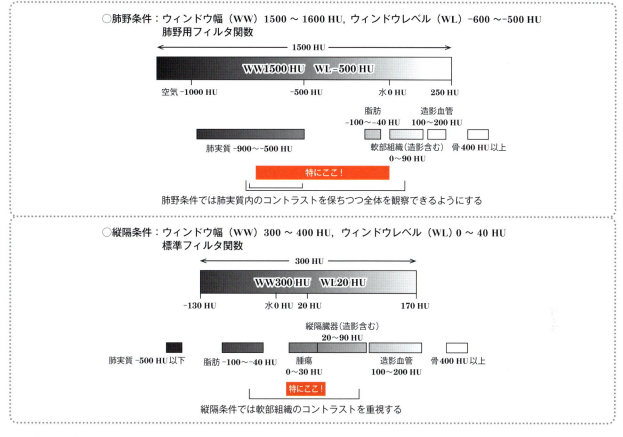

胸部での表示条件には肺野条件と縦隔条件の2種類がある．この2種類の画像は目的とする観察部位に応じてウィンドウ幅（WW），ウィンドウレベル（WL），フィルタ関数が異なる．

肺野条件では，肺実質と血管，気管支などを描出するためにWWは広くWLは低く設定される．また，高周波成分を強調するフィルタ関数を用いることで血管や気管支など微細な構造がシャープに描出される．

縦隔条件では水・脂肪・筋肉など軟部組織を観察するためWLは軟部組織を中心として設定し，WWは造影などを行った場合にコントラストが表現できる程度に狭めて設定する．狭いWWで高周波を強調するフィルタ関数を用いるとノイズ成分が目立つため縦隔条件では軟部用のフィルタ関数を用いる．

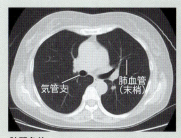

肺野条件と縦隔条件

肺野条件では肺内の血管や気管支が描出されているのに対し，縦隔条件では肺内は黒く抜けてしまっている．

一方で，縦隔条件で表現されている軟部組織などは肺野条件では白く飛んでしまっている．

肺野条件において微細な構造は高周波を強調する肺野用フィルタ関数を用いることで明瞭に描出されている．

56 高分解能CT (high resolution CT：HRCT)

Basics
- HRCTは肺野を薄いスライス厚，小さなFOV，高周波強調関数で再構成する
- 肺実質の病変を観察するのに適している
- 病変の理解には肺実質の構造（二次小葉）を理解する

　HRCTは薄いスライス厚で撮像し，小さなFOV，高周波領域を強調するフィルタ関数を用いて再構成を行うことで構造の重なり（部分体積効果）が少なく，高い空間分解能を持った画像が得られる．肺野でのHRCTは血管や気管などの微細構造が明瞭に描出され，病変との関係や腫瘤の内部構造の観察に用いられる．

スライス厚
　スライス厚を2 mm以下として部分体積効果（4章⑯参照）を軽減することで，血管，気管，および病変の微細構造を明瞭に描出することができる．

再構成FOV
　再構成FOVは片肺ずつ，肺野および胸壁が十分に入る程度の大きさで設定する．CT画像は512×512のマトリクスで構成されており，再構成FOVを小さくすることで理論上の空間分解能を向上させることができる．ただし再構成で表現できる空間分解能には限界があるため，現実的な再構成FOVは200 mm程度となる．

フィルタ関数
　肺野用のフィルタ関数を用いることで，肺野の血管や気管支の辺縁が強調され，鮮明な画像が得られ，微細な構造の観察がしやすくなる．

表示条件
　WWを広く設定する（WW＝1,500 HU程度）ことで肺実質を適度なコントラストで描出できる．

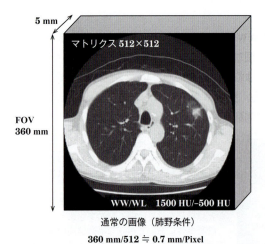

通常の画像（肺野条件）
360 mm/512 ≒ 0.7 mm/Pixel

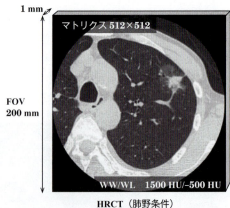

HRCT（肺野条件）
200 mm/512 ≒ 0.4 mm/Pixel

HRCTでは肺野内の構造が明瞭に描出されている．

肺実質の微細構造（二次小葉）

　肺の末梢は，細気管支－終末細気管－細葉が存在し細葉が複数個集まったものを二次小葉と呼ぶ．この二次小葉は小葉間隔壁に囲まれ，肉眼的に観察が可能な大きさ（0.5～2.5 mm）を有する．二次小葉の中心には気管支と肺動脈が位置し，辺縁は胸膜，小葉間隔壁と比較的太い気管支・肺静脈から成っている．

　二次小葉はHRCTで描出が可能な大きさであり，この構造を表現することで肺実質に起きている変化を観察することができる．

　特にびまん性の肺疾患では，二次小葉の構造と病変の位置関係や進展によって疾患の鑑別が可能となる．

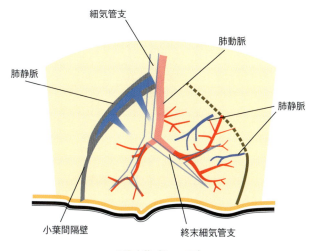

二次小葉（シェーマ）

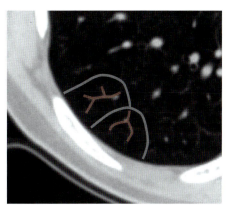

二次小葉（画像）

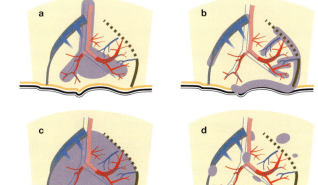

二次小葉と病変の分布

a. 気管支，細気管支を中心とした病変．
b. リンパ路に沿う肺構造の病変．
c. 肺胞領域の病変．
d. 小葉構造に無関係な分布を示す小結節．

　近年のMDCTでは収集スライス厚が0.5～0.6 mmであることが多く，スライス厚とFOVの変更によって再構成した画像をHRCT画像として出力している．その場合，再構成によるHRCTで診断が可能な画質を担保できる撮像条件であることが必要である．

57 肺炎 (pneumonia)

Basics
- 一般に言われる肺炎は感染性肺炎のことを指す
- 肺炎は浸潤影を形成し，その辺縁部にすりガラス影が混在する
- 冠状断などのMPRで炎症の範囲がわかりやすくなる

経過

45歳男性．発熱で受診し，風邪として経過観察されていた．その後体温が37～38℃で持続したため再受診．胸部単純写真を撮影したところ肺炎が疑われ（矢印），精査のため胸部CTが施行された．

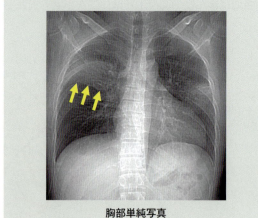

胸部単純写真

画像

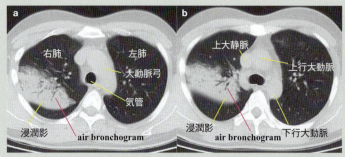

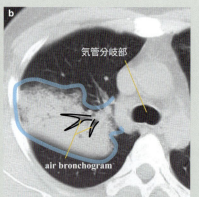

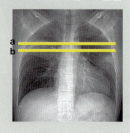

CTでは右肺の上葉に胸部単純写真と一致した浸潤影を認める．
浸潤影の内部に開存した気管支は air bronchogram（気管支透亮像）として認められ，肺胞性肺炎（大葉性肺炎）と考えられる．
胸部単純写真では前後方向の情報は得られないが，CTでは炎症は区域性に限局していることがよくわかる．

撮像

肺炎など呼吸器疾患では，呼吸停止が難しい場合もあるので，その場合は可能な限り短時間で撮像をする．

画像の特徴

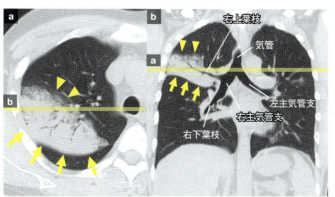

肺胞性肺炎
　肺胞が充満されている浸潤影（矢印）が主体となる．周囲には肺胞の充満が不十分な領域ですりガラス影（矢頭）が見られる．浸潤影は肺の末梢に存在する肺胞内が，病原体が増殖して発生した浸出液で満たされた状態である．
　冠状断では上葉の気管支を中心に炎症が区域性に拡がっているのがわかる．

冠状断

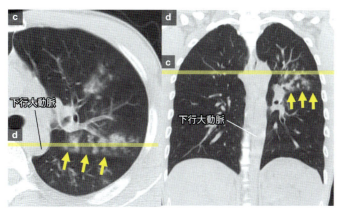

気管支肺炎
　肺胞性肺炎と異なり，浮腫や滲出液が少ないため，炎症の拡がりが弱く斑状に分布する．気管に沿って炎症が起こるため葉間を超えないことが横断像，冠状断像でわかる．

冠状断

- 肺炎は形態的に肺胞性肺炎と気管支肺炎に分類される．肺胞性肺炎はKohn孔を通じて非区域性に横に広がるのに対し，気管支肺炎は気管支を通じて拡がるため，随所に斑状の浸潤影ができる．
- 浸潤影の内部に開存した気管支はair bronchogram（気管支透亮像）として認められ，気管支周囲の肺胞腔の含気が消失している状態であり，肺実質病変（主に肺胞性病変）の代表的所見である．
- MPRを作成することで，病変の分布や拡がりがわかりやすい．

疾患について

- 症状は発熱，倦怠感，咳，痰，呼吸困難，胸痛等様々である．
- 血液検査では白血球数（WBC）やC反応性蛋白（CRP）が高値であるなどの炎症反応が特徴である．
- 喀痰検査により原因菌を特定することが可能である．
- 肺野のMPR（特に冠状断）が炎症の範囲や拡がりの把握に有用である．

58 気胸 (pneumothorax)

Basics
- 気胸とは，肺から空気がもれて胸腔にたまっている状態である
- 漏れた空気によって肺の拡がりが悪くなると呼吸不全となる
- CTでは胸部X線写真ではわからないようなわずかな気胸でも検出可能である

経過

20歳男性．朝から右鎖骨下から側胸部にかけて痛みが出現し持続しているため受診．深呼吸をすると痛みが増強し，呼気時に咳が出る．

胸部単純写真で右気胸が認められ，精査のため胸部CTが施行された．

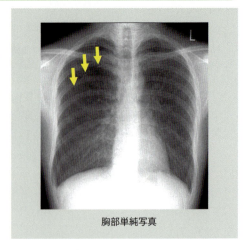

胸部単純写真

画像

120 kV, CTDI$_{vol}$ 12 mGy, 肺野用フィルタ関数

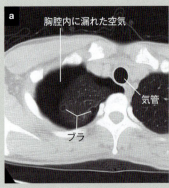
a：胸腔内に漏れた空気／気管／ブラ

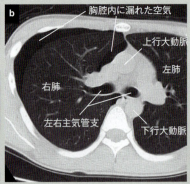
b：胸腔内に漏れた空気／上行大動脈／左肺／右肺／左右主気管支／下行大動脈

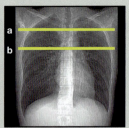

右肺尖部から上葉部で胸腔内に空気の存在が認められる．
右肺尖に複数のブラが認められ，気胸の原因と考えられる．

《ブラ・ブレブ》

肺構造の末梢に存在する肺胞の壁が何らかの原因で壊れ，隣り合う肺胞同士が合わさり風船のように膨らんだ状態をブラと呼ぶ．
ブラが肺の表面で胸膜に達しているものをブレブという．
ブラやブレブの破裂が気胸の一因となる．

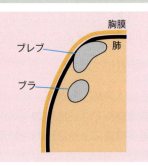

撮像

肺の虚脱が高度の場合は肺内の情報が少ない場合もあるため，肺を再膨張させてから胸部 CT を撮像することもある．

画像の特徴

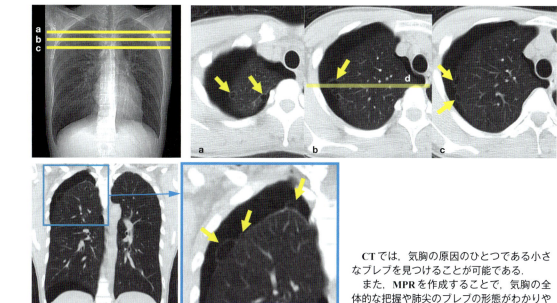

CT では，気胸の原因のひとつである小さなブレブを見つけることが可能である．
また，MPR を作成することで，気胸の全体的な把握や肺尖のブレブの形態がわかりやすくなる．

疾患について

- 気胸は　自然気胸（突発性気胸，続発性気胸），外傷性気胸，医原性気胸に分類される．
- 突発性自然気胸は，肺の一部にブラやブレブと呼ばれる気腫性囊胞に穴が開き，空気が漏れ続けることで起こる．
- 長身で痩せ型の男性に多い．
- 患側の胸腔内圧が異常に上昇した場合，緊張性気胸という状態となり，心臓の動きが制限され血圧の低下や不整脈，ショック状態を引き起こすことがある．

《緊張性気胸》

縦隔が右に偏位していて，左上葉は完全に虚脱している状態．
肺から空気が漏れ続けて胸腔内が陽圧になっている．

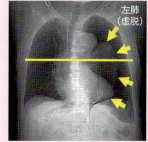
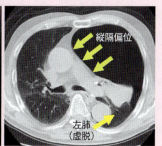

59 心嚢水(pericardial effusion)，心タンポナーデ(cardiac tamponade)

Basics
- 心嚢水は，心臓を包んでいる心膜腔に存在する貯留液のこと
- 心嚢水が心膜腔内に多量に貯留し，心臓の動きを制限している状態を心タンポナーデという
- 心嚢水のCT値によりある程度の性状の判別が可能
- 心膜腔内に血液が貯留することもある（血性心嚢水）

経過

75歳男性．半年前から労作時息切れを自覚し，下肢浮腫が出現したため受診．胸部写真で心拡大著明．エコーで全周性に多量の心嚢水が認められ心嚢ドレナージを行った．1か月後の受診で再び心嚢水が増加し，原因精査のためCT検査を施行した．

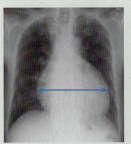

受診時

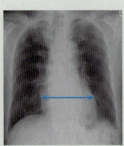

心嚢ドレナージ後

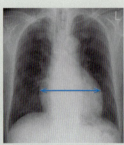

心嚢ドレナージ1ヶ月後

胸部単純写真
受診時の心臓は拡大し，緊満感がある．ドレナージ後は心陰影は縮小しているが1か月後には再び心陰影の拡大が見られる

画像

120 kV，CTDI$_{vol}$ 11 mGy，標準フィルタ関数

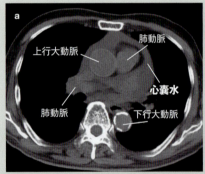

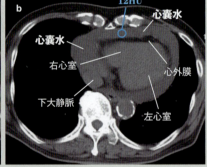

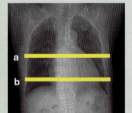

心臓を取り囲むように心嚢水（CT値10〜20 HU）が認められる．

画像の特徴

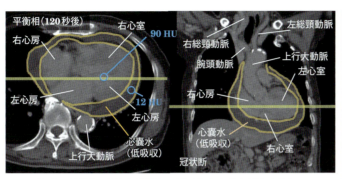
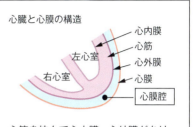

造影で心膜腔に血液と比較して低吸収な心嚢水が認められる．
冠状断で心嚢水が心臓全体を包み込んでいる様子がわかる．

120 kV，CTDI$_{vol}$ 14m Gy，単純　標準フィルタ関数

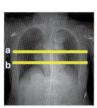
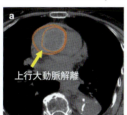
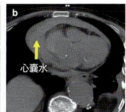
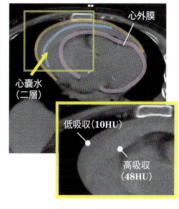

血性心嚢水
解離を起こした上行大動脈から血液が染み出し，心膜腔に血液を含んだ心嚢水が貯留している状態．血液を含んだ心嚢水はCT値が40〜50 HUと，通常の心嚢水に比べて高吸収となる．

疾患について

- 心嚢水が貯留する原因としては，心不全，心膜炎，癌の転移があり，比較的ゆっくりと貯留していくことが多い．
- 心タンポナーデは，多量の心嚢水によって心臓が圧排され，本来の拡張・血液の心腔内への充満が制限されるため，心拍出量が低下し，息切れ，頻脈となる状態のことである．
- 心嚢水のCT値は心筋や血液よりも低いが，これらと同等や，これらより高い場合は血性の心嚢水が疑われる．
- 結節性病変を伴っていたり，心膜が肥厚している場合は，腫瘍や心膜炎も考えられるためCTで精査が必要となる．
- 外傷による心嚢内への出血で急激に血液が貯留した場合，100 ml程度の血液で急性の心タンポナーデが発症する．
- 急性の心タンポナーデは心停止に陥る可能性があるため，緊急で心嚢ドレナージを行い排液と減圧を行う．

60 肺血栓塞栓症（pulmonary thromboembolism：PTE）

Basics
- 心臓から肺に血液を送る肺動脈に血栓がつまる疾患
- 造影CTで肺動脈内の血栓は造影欠損として描出される
- CTでは肺塞栓の陰性的中率が高いため，血栓の存在を否定する場合にも施行される
- MPRで血栓が存在する範囲を描出する

経過

80歳女性．整形外科にて股関節を手術して入院中の患者．
　朝方から，冷や汗，血圧低下が出現した．意識は清明で背部から右肩に痛みがあり，原因探索のため造影CTが施行された．

画像

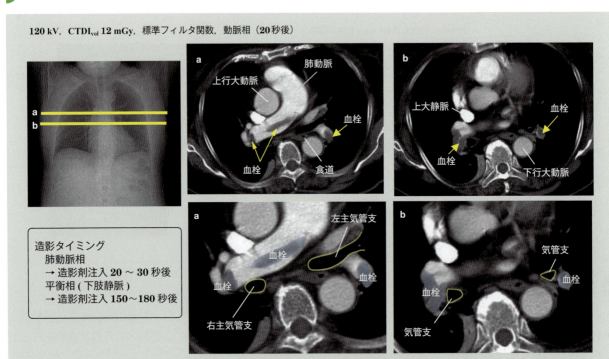

動脈相において，両側の肺動脈内にまたがって浮遊するような血栓による造影欠損が認められる．左の肺動脈の末梢は血栓で占拠されている．
肺動脈は気管と併走しているため，肺動脈の同定では気管のすぐそばにある血管を探す．

撮像

　短い撮像時間と薄いスライス厚で撮像を行い，肺動脈の主幹部から区域枝までの血栓を描出する．
肺塞栓を引き起こす血栓の大部分は下肢静脈で発生するため，下肢静脈の評価が必要となる．下肢の撮像範囲は血栓ができやすい骨盤腔から膝下までを含め，必要に応じた範囲で追加撮像する．

画像の特徴

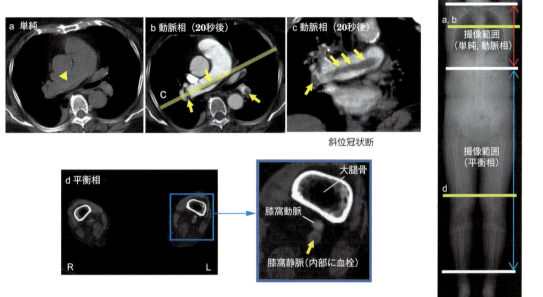

平衡相（150秒後）において，膝窩静脈内に血栓を認める

- 単純CTで血栓がわずかに高吸収で描出されることもある（矢頭）．
- 動脈相で肺動脈内に明瞭な造影欠損として血栓が認められる（矢印）．
- 急性の場合は血栓は血管壁から離れて浮遊していることがある．
- 肺動脈が塞栓すると肺に流入する血液がうっ滞し，右心系が拡大する場合がある．
- MPRを作成することにより，血栓と疑われる部分や血栓全体の形態把握が容易となる．

疾患について

- 症状は呼吸困難，胸痛，全身倦怠感などがあり，急性の肺塞栓では死亡に至る可能性が高い．
- 手術後で寝たきりや，血液が固まりやすい，静脈内の血流が悪いといった場合に肺塞栓を起こしやすい．
- 塞栓物質（多くは下肢の深部静脈に生じた血栓）が静脈血流にのって肺動脈あるいはその分枝を閉塞し，急性または慢性の肺循環障害を来した状態である．
- 肺組織には肺動脈以外に気管支動脈からも血液が供給されており，肺梗塞に至る頻度は10～15%程度である．
- MPRを作成することで血栓の大きさや分布の把握に有用である．

《エコノミークラス症候群》

飛行機で長時間旅行したあと，飛行機を降りた途端に呼吸困難やショックを起こして死亡する病気として1980～1990年ごろからこのように呼ばれるようになった．

実際には肺動脈塞栓症と深部静脈血栓症（deep vein thrombosis：DVT）が合併した状態であり，下肢の静脈も評価する必要がある．

61 原発性肺がん (primary lung cancer)

Basics
- 発生する部位によって，肺門型肺がんと肺野型肺がんがある
- 肺がん組織によって小細胞がんと非小細胞がんに分けられる
- HRCTを作成して，スピキュラや胸膜の陥入，周囲のすりガラス影を観察する
- MPRやVRを作成することで，腫瘍の拡がりや，血管・気管との位置関係が把握しやすくなる

経過

56歳男性．喫煙20本／日．近医において胸部X線写真で右肺の上葉に異常陰影を指摘された．精査としてCTを施行したところ悪性が疑われたため，気管支鏡 (bronchofiberscopy) 検査が行われ腺癌と診断され，右肺上葉切除が施行された．

画像

120 kV, $CTDI_{vol}$ 15 mGy, 単純 (a, b), 造影 (c, d), 肺野用フィルタ関数

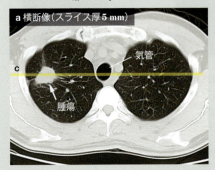
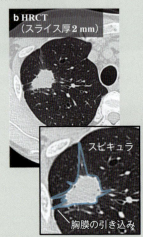
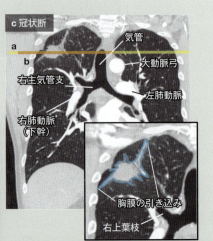
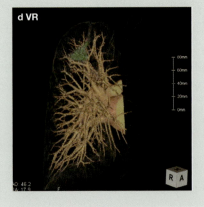

a. 右肺の上葉に高吸収な腫瘍を認める．
b. HRCTで腫瘍周囲のけばだちやひきつれ（スピキュラ）の様子が明瞭となっている．
c. 冠状断で腫瘍の上下方向の拡がりがよくわかる．また胸膜を引き込んでいる様子も明瞭である．
d. VRを作成することで腫瘍や気管などの位置関係が把握しやすくなる．気管では空気とのコントラストがあるため非造影検査でもVRが作成可能である．

末梢型肺腺癌と野口分類

2 cm以下の末梢型肺腺癌を病理的に分類し，腫瘍の増殖形態と間質の性状によって6種類に分類する．CTはすりガラス影（GGN：ground glass nodule）として病理像をよく反映しており，HRCTによる詳細な観察が重要である．

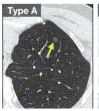
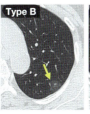
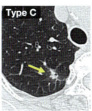
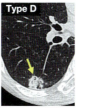

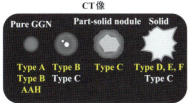
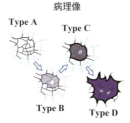

野口分類
A：腫瘍内に繊維化巣を認めない
B：腫瘍内に肺胞虚脱型の繊維化巣を認める
C：腫瘍内に繊維芽細胞の増殖巣を認める
D：充実破壊性に増殖する低分化癌
E：管状腺癌
F：肺胞上皮非置換性に増殖する乳頭癌

GGN：ground glass nodule
　空気を含む肺実質の壁が肥厚することでその部位はやや高吸収となる．
　壁の肥厚が進んだり肺胞内部が浸出液で満たされると吸収が上がるが，部分体積効果により空気と充実成分が混ざった像となり，背景の血管や気管が透けて見えるような状態となる．
　さらに病態が進むと完全に濃度が上昇し結節と呼ばれるようになる．

画像：小細胞がん（肺門部がん）

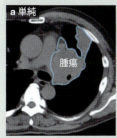
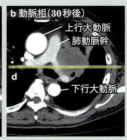
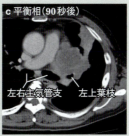
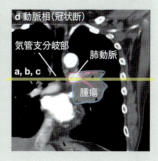

左肺の舌区に左上葉枝を巻き込む大きな腫瘍を認める．
造影で辺縁が染まっている．冠状断では腫瘍の頭尾方向の拡がりがわかりやすく，腫瘍の大きさや，気管・血管への浸潤の程度などの評価がしやすい．

疾患について

- 原発性肺がんは発生する部位によって肺門部肺がんと肺野型肺がんに分けられる．
- 治療の観点では小細胞がんと非小細胞がんに分けられ，非小細胞がんには腺癌，扁平上皮癌，大細胞がんがある．
- GGNとして描出される小さな高分化腺癌は，CTでのみ検出できるため，その描出が重要である．
- 腫瘍と周囲の気管や血管は肺野条件で，腫瘍充実部は軟部条件で観察を行う．
- 腫瘍充実部の血流の状態や腫瘍と血管の関係を評価するためダイナミック撮像を行う．
- MPRやVRで多方向から観察を行うことで腫瘍の大きさ，拡がり，周囲との位置関係が把握しやすくなる．

62 腹部 (abdomen) の概要

Basics
- 腹部にはいくつもの重要な臓器が存在する
- 目的とする臓器を十分に含めるように撮像する
- 画質を確保するために十分に線量をかけて撮像する

腹部には様々な臓器が存在しており，各臓器での疾患も多様であるため特に検査の頻度が高い部位である．

撮像は目的とする臓器を含めるように範囲を決定するが，胸部や大腿骨を含めて撮像する場合もある．また腹部全般として撮像する場合では一般に横隔膜上縁から坐骨下縁を十分に含める．

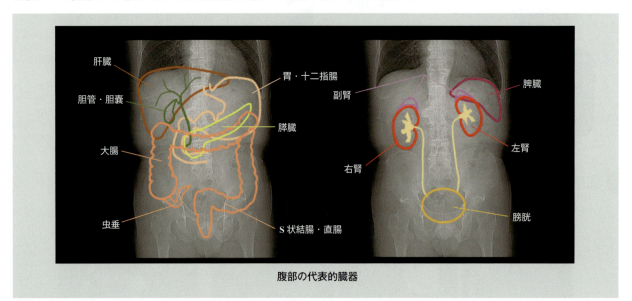

腹部の代表的臓器

撮像条件

通常は 120 kV で撮像する．$CTDI_{vol}$ は患者の体格や機種にもよるが 10 〜 30 mGy 程度．

他部位に比べて体厚があり，X 線の吸収も大きいため CT-AEC（7 章 ❷，8 章 ❸ 参照）を有効に用いて線量の最適化に努める．

低コントラスト分解能について

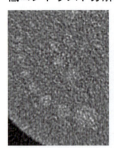
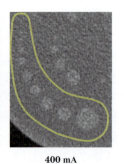

100 mA　　200 mA　　400 mA

左の図は線量の違いが画像に及ぼす影響を示している．

線量が少ない時に，腫瘍などの低コントラスト対象がノイズに埋もれる場合がある．より小さなものを描出するためには線量を増加させる必要がある．

表示条件（例）

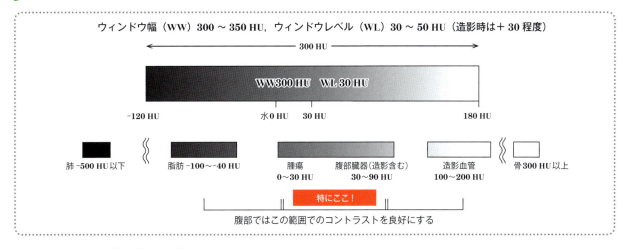

〈腹部における CT 値と表示条件〉

　腹部 CT において，観察すべき主な対象は腹部臓器，水，脂肪，造影された血管である．そのため，それらの CT 値を表現できる程度のウィンドウ幅に絞って設定することで観察に最適なコントラストを得る．このとき，骨や肺の情報は表現できないため，必要に応じて最適な表示条件を追加する必要がある．

　また，最も重点的に観察したい腹部臓器や腫瘍などの CT 値は 0～90 HU に位置するため，その分布に応じたウィンドウレベルを設定する．

　表示条件は各施設で予め定められているのが一般であるが，臓器や疾患，病態に応じて適宜調節して最適な画像を得る．

造影では WL を上げる

　図および表は単純 CT と造影 CT による肝臓，膵臓，脾臓の CT 値の変化を示している．造影 CT では腹部の臓器が造影されることによって CT 値が約 30 HU 程度上昇する．そのためそれに合わせて WL を 30 HU 程度上げて表示させる．

造影による CT 値の変化

	①	②	③
肝臓	60	70	90（30↑）
膵臓	50	90（40↑）	70
脾臓	60	90（30↑）	80

(HU)

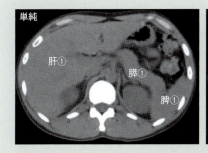
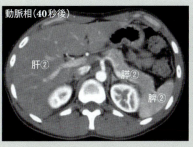
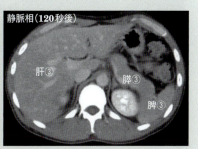

63 肝細胞がん (hepatocellular carcinoma：HCC)

Basics
- 肝細胞がんは動脈からの血流が豊富
- 動脈相で染まり，門脈相では相対的に低吸収を呈する
- 血流の状態を観察するためにDynamic撮像（同一スライス位置における経時的撮影）が必要

経過

63歳男性．C型肝炎にて定期的に腹部超音波検査を施行．今回，肝臓に腫瘤が認められたため，造影CTが施行された．造影CTの結果肝細胞がん（HCC）が強く疑われたため，後日，肝動脈化学塞栓術（trancecatheter arterial chemoembolization：TACE）が施行された．

画像

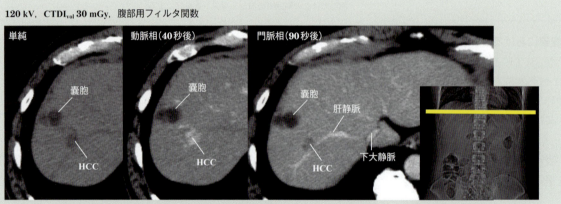

単純CTで2つの低吸収な腫瘤を認める．動脈相で囊胞は低吸収のままであるのに対しHCCは高吸収を呈している．門脈相でHCCは相対的に肝実質よりも低吸収として描出されている．

画像の特徴

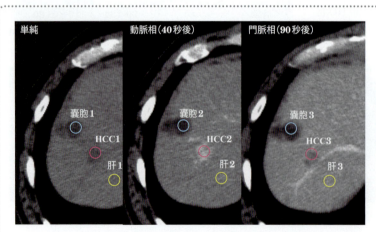

CT値による描出の違い

	1	2	3
囊胞	18	12	15
HCC	35	100	75
肝臓	60	75	90

（HU）

肝実質と肝細胞がんの血流動態

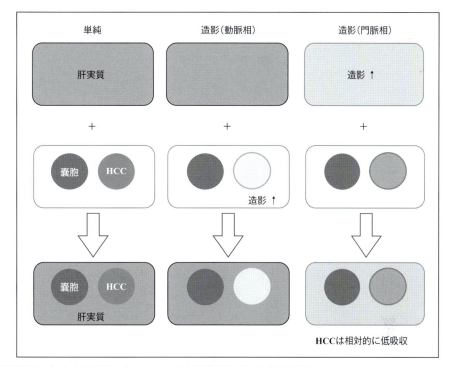

肝実質では門脈からの血流が多く，HCCでは肝動脈からの血流が多い．
そのため，HCCは動脈相で強く造影され，徐々に造影剤が洗い出される（wash out）．
それに対し，肝実質は動脈相ではあまり造影効果は見られず，門脈相で造影される．
血流支配の違いによって造影されるタイミングが異なることでHCCの描出，診断が可能となる．

疾患について

- 肝細胞がんは一般的に肝動脈からの血流が多いため，動脈相で早期濃染し，門脈相では肝実質に対して低吸収として描出される．
- 小さなものでは造影早期相でわずかに造影効果がみられるだけの場合がある．
- 門脈相で造影剤の洗い出しが起こり，肝実質に対して相対的に低吸収を呈する．
- 悪性度の違い（低分化〜高分化）によって血流動態が異なることが知られており，血流動態を観察するためにはDynamic CTが必要である．

64 肝海綿状血管腫 (cavernous hemangioma)

Basics
- もっとも頻度が高い良性の肝腫瘍
- ほとんどが無症状のため，偶然に発見されることが多い
- 特有の造影パターン（Fill-in）がみられ，その観察にはDynamic撮像が必要である

経過

45歳女性．3年前に人間ドックで肝腫瘍を指摘されたために受診．
以後毎年定期的にフォローアップ中．今回はこの腫瘍とは別の目的で造影CTを施行した．

画像

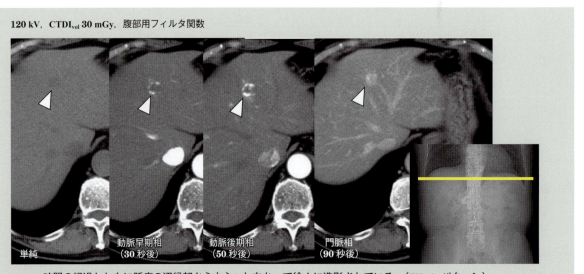

120 kV，CTDI$_{vol}$ 30 mGy，腹部用フィルタ関数

単純 ／ 動脈早期相（30秒後）／ 動脈後期相（50秒後）／ 門脈相（90秒後）

時間の経過とともに腫瘤の辺縁部から中心へと向かって徐々に造影されている．（Fill-inパターン）

撮像

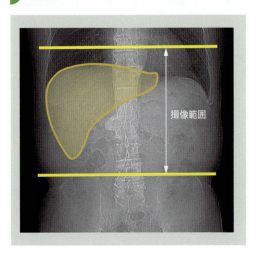

肝臓をターゲットとし，横隔膜から肝下縁までを含めて撮像する．
造影においては，動脈相（早期，後期）および門脈相の撮像を行う．

画像の特徴

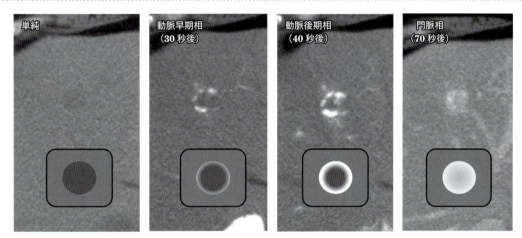

単純CTでは腫瘤は肝実質に比べてわずかに低吸収である．動脈相では腫瘤内に徐々に造影剤が浸潤し，最終的には腫瘤内は造影剤で満たされる（Fill-in）．この場合，単純と平衡相のみの画像では血管腫特有のFill-inが観察できない．

そのため，血管腫と他の疾患との鑑別にはDynamic CTによる経時的観察が必要となる．

疾患について

- 肝海綿状血管腫は良性の肝腫瘍であり，肝臓に発生する腫瘍の中で最も頻度が高い．
- 中年以降の女性に多く見られ，その多くは無症状のため偶発的に発見されることが多い．
- 肝細胞がんや肝転移との鑑別が必要である．
- 特有の造影パターン（Fill-in）が特徴であり，そのためにはDynamic CTによる多時相の撮影が必要となる．

急性膵炎（acute pancreatitis）

Basics
- 強い腹痛と膵酵素（アミラーゼ）の上昇がみられる
- CT画像で膵臓の腫大や，造影不良域，周囲の脂肪組織の濃度上昇などがみられる
- CT画像での造影不良域や炎症の拡がりで重症度が判断される

経過

47歳男性．昨日に飲酒あり．未明に上腹部痛と悪心が出現した．徐々に痛みが強くなり，嘔吐した．

血液データより肝胆道系酵素とアミラーゼの上昇があったため胆石症の疑いで腹部超音波検査を行ったが，明らかな異常が指摘されなかったため造影CTが施行された．

造影CTで膵炎が認められ，絶飲食により症状は軽快した．

画像

120 kV，CTDI_vol 30 mGy，腹部用フィルタ関数，単純（a），動脈相（b, c, d）

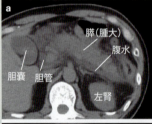
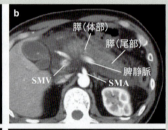
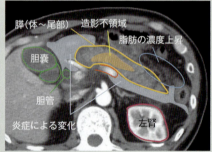
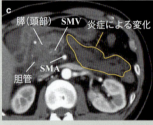
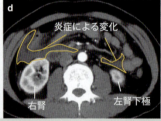
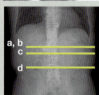

a. 単純CT　腫大し，辺縁が毛羽立ったような膵臓の周りに腹水を認める．
b. 造影CT　膵臓の背側に脾静脈が走行するのがわかる．造影された膵の一部に造影効果の不良な領域がある．膵の壊死部分である．
c, d. 膵頭部～腎臓の下極まで炎症による変化（液体貯留または脂肪壊死）が拡がっていることがわかる．

撮像

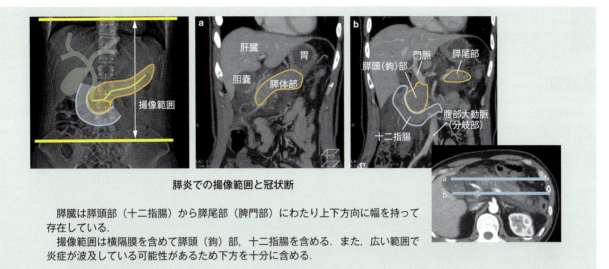

膵炎での撮像範囲と冠状断

　膵臓は膵頭部（十二指腸）から膵尾部（脾門部）にわたり上下方向に幅を持って存在している．
　撮像範囲は横隔膜を含めて膵頭（鉤）部，十二指腸を含める．また，広い範囲で炎症が波及している可能性があるため下方を十分に含める．

膵体部に対するMPR

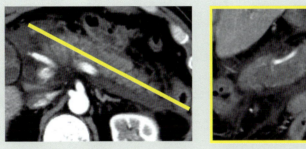

MPR

　膵臓は厚さが約2 cmと小さく，造影不良域の描出には薄いスライス厚と十分なコントラストが必要となる．横断像だけでなく膵臓の走行に沿ってMPRを作成することで，造影不良域の範囲がより明瞭となる．

疾患について

- 急性膵炎は膵酵素による自己消化によって起こる病態である．
- 症状は強い上腹部痛や背部痛，嘔吐，発熱がある．
- CTでは膵臓の腫大，膵実質の壊死の範囲，膵周囲への炎症の進展度を評価する．
- 膵壊死は膵実質の造影不良域で判断される．

66 膵癌（pancreatic adenocarcinoma）

Basics
- 膵癌は動脈早期相で造影不良な腫瘍として描出される
- 腫瘍によって胆管が閉塞し，黄疸が出ることで発見される場合もある
- 腫瘍ができる場所によって浸潤する場所や症状が異なる

経過

64歳男性．以前より背部痛と食欲不振があり，検診の際に追加で単純CT検査を行ったところ，膵に腫瘍が見つかったため，造影CTを施行した．検査結果より膵癌と診断され，速やかに化学療法が施行された．

画像

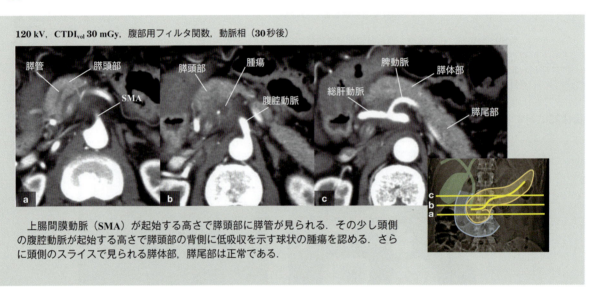

120 kV，CTDI$_{vol}$ 30 mGy，腹部用フィルタ関数，動脈相（30秒後）

上腸間膜動脈（SMA）が起始する高さで膵頭部に膵管が見られる．その少し頭側の腹腔動脈が起始する高さで膵頭部の背側に低吸収を示す球状の腫瘍を認める．さらに頭側のスライスで見られる膵体部，膵尾部は正常である．

撮像

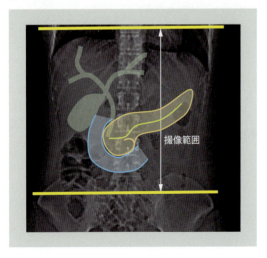

撮像範囲は膵臓を十分に含むようにすることはもちろんであるが，肝臓への転移の有無を見るため，肝臓全体をしっかりと含めるようにする．

画像の特徴

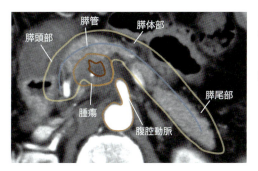

膵癌では腫瘍部分で膵が腫大し，造影では造影不良として描出される．

周囲の脂肪組織には腫瘍が浸潤し，濃度が上昇して不鮮明となる．

腫瘍ができる場所によって浸潤する場所が異なってくるため，膵のどの部分に腫瘍があるかを把握することが重要となる．

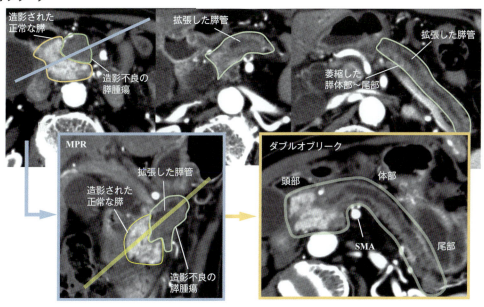

膵頭部で強く造影される正常部と造影不良の腫瘍を認める．腫瘍より頭側では膵は萎縮し，膵管の拡張がみられる．膵頭部の形状に合わせて MPR を作成し，さらに膵管の走行に合わせて MPR を作成することで（ダブルオブリーク）膵の全体像を描出することができる．

疾患について

- 膵癌は治療が困難な癌の一つであり，予後は悪い．
- 症状は腹痛や背部痛，食欲不振，倦怠感などがあり，膵や胆管を閉塞することで黄疸が出ることもある．
- 膵実質は強く造影されるのに対して膵癌は造影されにくいため，ダイナミック CT の動脈相で最もコントラストが高くなる．

胆管結石 (choledocholithiasis)

Basics
- ビリルビンカルシウム結石は高吸収で描出される場合が多い
- 胆管内で結石が詰まるとその上流の胆管が拡張する
- 造影で周囲の臓器が増強されることで胆管とのコントラストが上昇する

経過

75歳女性．深夜に右上腹部痛を主訴に来院した．採血で肝胆道系酵素やビリルビンが高値であり，腹部超音波検査にて拡張した胆嚢が認められたために腹部CTを施行された．

CT画像より総胆管内に結石が認められたため胆管結石と診断され入院した．翌日，内視鏡的逆行性胆管膵管造影（ERCP）および内視鏡的逆行性胆管ドレナージ（ERBD）が施行された．

画像

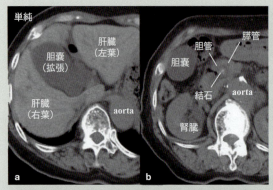
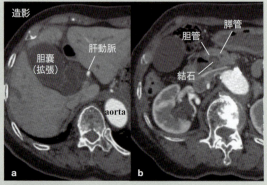
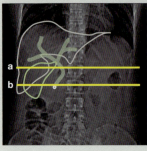
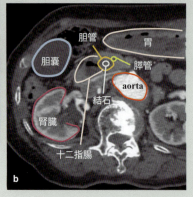

総胆管に高吸収の結石が認められ，その周囲は胆管がやや低吸収に描出される．
造影することで胆管周囲が高吸収となり，胆管とのコントラストがつく．

撮像

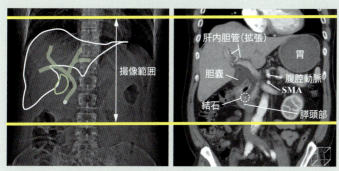

肝臓の上縁（横隔膜）を十分に含めることで肝内胆管を観察することができる.

ファータ乳頭を含み，膵頭部まで十分に含めるようにする.

冠状断

胆管に対するMPR

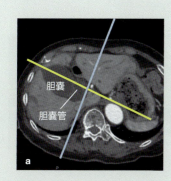
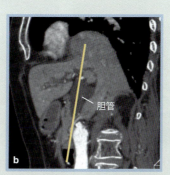
オブリーク矢状断
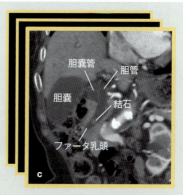
オブリーク冠状断

結石の場所や数によって治療法が変わるため，その把握にはMPRが有用である.
a. 胆嚢と胆嚢管，胆管が1つの断面になるようにする.
b. 胆管が広く描出できるように前後方向に角度を合わせる.
c. 1つの断面で全体を表示することは難しいので，薄いスライス厚で前後に数枚の画像を作成する.

疾患について

- 胆管や胆嚢の中に結石ができることを一般に胆道結石と呼び，その中でも胆管内にあるものを胆管結石という.
- 結石が胆嚢管や総胆管の出口（ファータ乳頭）で嵌ってしまい，動かなくなった場合（嵌頓）に痛みを伴う.
- 結石はコレステロールによるものとビリルビンカルシウムによるものが多く，両者が混合している場合もある.
- ビリルビンカルシウムによる結石はCTで高吸収として描出されることが多く，コレステロールによる結石はCTでは見えにくいものが多い.

胆嚢炎（cholecystitis）

Basics
- 胆嚢が腫大して胆嚢壁が厚くなることが特徴
- 高い割合で胆嚢結石が存在するが，CTでは結石が描出困難な場合もある
- 超音波やMRIでも胆嚢の腫大や胆嚢結石が描出される

経過

35歳女性．一週間前から腹痛あり．夕食後より強い上腹部痛を訴え受診された．右季肋部に圧痛があり，悪心も見られた．腹部CTで胆嚢炎が認められたため，入院加療．翌日のMRCPにおいて胆嚢内に結石が認められ，胆石胆嚢炎と診断された．

画像

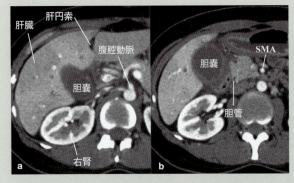
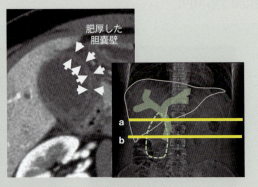

胆嚢の壁が厚くなり，高吸収となっている．胆嚢内部には結石らしき高吸収は認められない．胆管の拡張は見られない．

撮像

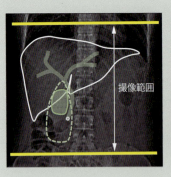
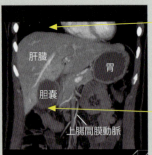

肝臓の上縁（横隔膜）を十分に含める

胆嚢が肥大して極端に下垂している場合があるので，足側の撮像範囲を十分に含める．

冠状断

画像の特徴

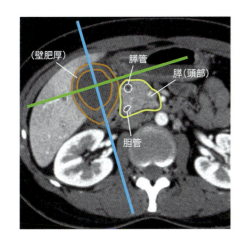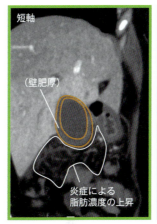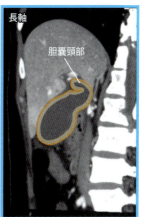

胆嚢の周囲臓器とMPR（短軸，長軸）

胆嚢炎は胆嚢の拡張や壁の肥厚が見られる．胆嚢壁は正常で3 mm以内とされており，胆嚢壁の様子を詳細に観察するためには薄いスライス厚の画像が必要となる．
胆嚢の向きに合わせて短軸，長軸で観察することで，胆嚢と周囲臓器の位置関係や炎症の拡がりを観察することができる

疾患について

- 胆嚢炎は急性胆嚢炎と慢性胆嚢炎に分けられ，急性胆嚢炎では高い割合で胆嚢結石がみられる．
- 症状は発熱，上腹部（季肋部）痛．血液検査では肝胆道系の酵素は上昇しないこともある．
- 胆嚢は腫大して壁が浮腫によって肥厚していることが特徴
- 炎症の波及によって周囲の脂肪組織が高吸収として描出される．
- 炎症によって胆嚢周囲の肝実質が造影早期で高吸収になることがある．

69 虫垂炎 (appendicitis)

Basics
- 虫垂は盲腸から連続する筒状の構造物である．
- 虫垂の腫大，糞石の有無，周囲の脂肪組織の濃度上昇が重要な所見である
- 痩せた患者では虫垂の同定が難しいことがある
- MPRを用いることで虫垂が同定しやすくなる

経過

25歳女性，深夜から腹部臍周囲に疼痛を認め，嘔気・嘔吐も出現した．痛みは徐々に右下腹部に限局され，発熱もみられた．採血結果は白血球数（WBC）13,000，C反応性蛋白（CRP）5.6と炎症反応が認められ，腹部CTが施行された．

CT画像上で糞石，腹水が認められ，急性虫垂炎と診断，緊急手術となった．

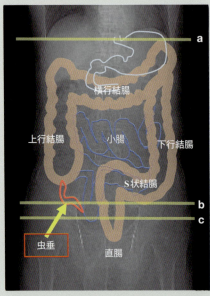
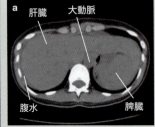
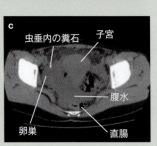
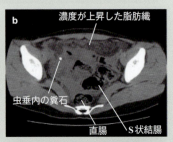
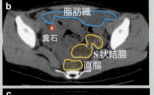
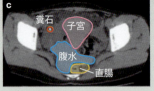

a. 肝臓の表面に腹水が認められる．
b. 虫垂と思われる場所に高吸収の物質が存在しており，虫垂内の糞石と考えられる．
c. 虫垂内の糞石が認められる．子宮と直腸の間（ダグラス窩）にも腹水がみられる．

腹水は腹腔内のどこかで炎症が起きていることを示し，脂肪組織の濃度上昇はその場所に近いところで炎症が起きている指標となる．

画像の特徴

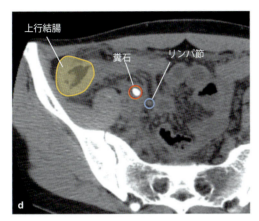
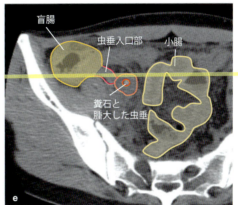
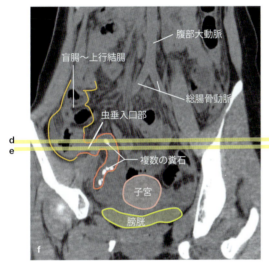

大人では虫垂の径は 5 mm 程度であり正常では認識することが出来ないこともある．

本症例では腫大した虫垂が見られ，多量の腹水を伴うことから腹膜炎にいたっていると考えられる．

まず虫垂を見つけることが重要であり，冠状断などを組み合わせることで，虫垂の走行や全体像がより観察しやすくなる

疾患について

- 初期では腹部全体に痛みがあるが，しだいに右下腹部に痛みが移動する．
- 症状は腹痛の他に発熱，嘔吐，下痢を伴うことがある．
- 虫垂炎は虫垂内腔の閉塞が発症の原因と考えられ，閉塞の原因としてはリンパ組織の過形成，糞石，異物がある．
- 単純 CT で正常虫垂は同定困難な場合があるが，炎症を伴った虫垂では同定しやすくなる．
- 虫垂が穿孔した場合には腹膜炎を起こし重症化する．

70 腸閉塞（イレウス：ileus）

Basics
- 様々な原因により，腸管が詰まることで腹痛，嘔吐などの症状が現れる
- CT画像上，腸管の拡張と腸液の貯留がイレウスの特徴的な所見である
- 絞扼性イレウスは重篤化するため，造影による虚血の診断が重要である

経過

73歳女性．朝食後に腹痛と嘔吐があったため近医受診したが，症状の改善がなかったため来院．帝王切開の既往があり，右側腹部圧痛，膨隆があったため造影CTが施行された．

CT画像上，腸管の拡張を認め小腸絞扼性イレウスと診断．小腸切除術が施行され，子宮の癒着による閉塞が確認された．

画像

管電圧120 kV，CTDI$_{vol}$ 20 mGy，単純（a），動脈相35秒後（b，c）

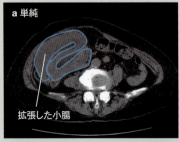
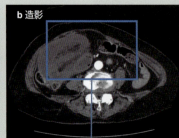
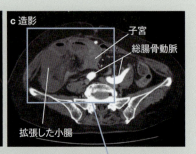
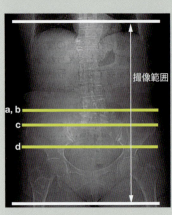
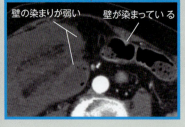
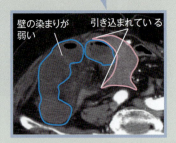

撮像範囲は横隔膜上縁から恥骨結合下縁．（鼠径ヘルニアが原因となる場合があるので下縁は十分に含める）

a. 単純CT：腹部の右側に拡張した小腸がみられる．
b. 造影CT：他の腸管と比べて腸管壁の染まりが弱く，血流が悪いことが想像される．
c. 造影CT：子宮が前腹壁に近接して引き込まれており，帝王切開後の癒着が考えられる．

画像の特徴

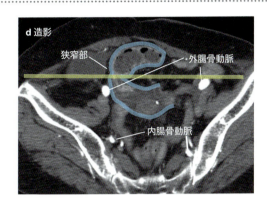
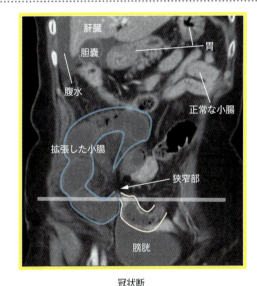

液体で満たされた拡張した小腸がC型に広がって認められ閉塞部に向けて放射状の腸間膜が見られる（closed loop）.

MPR画像により，腸管を多方向から連続的に確認することができ，閉塞部位や閉塞の原因の診断，周囲の状態の把握に有用である．

《Closed loop》
腸管の2点が1か所に締め付けられて閉塞している状態のこと．絞扼性イレウスにおける画像所見のひとつである．

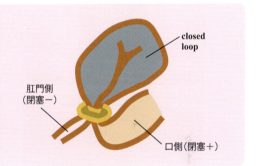

疾患について

- イレウスは腸管が閉塞している状態であり，原因や閉塞の種類によって様々な分類がある．
- 狭窄・閉塞などの機械的イレウスと，腸管運動障害などの機能的イレウスに大別される．
- 機械的イレウスの中でも血行障害を伴うものは絞扼性イレウスと呼ばれ，腸管壊死，穿孔など重篤な病態へ進行するため緊急手術の対象となる．
- 腸管の通過障害により，腸液，ガス，糞便などが腸内腔に充満し，排便や排ガスがなくなり，腹痛，嘔吐，腹部膨満などの症状が出現する．
- 原因としては術後の癒着が最も多く，ヘルニアや悪性腫瘍が原因となる場合もある．

71 鼠径ヘルニア (inguinal hernia)

Basics
- 一般に「脱腸」と呼ばれ腹部臓器が皮下に出てきた状態
- 40代以上の成人男性に多く，筋膜が衰えることで発症する
- 鼠径部に脱出するため，骨盤よりも下方を十分に含めて撮像する
- 腸閉塞の原因にもなりえるため造影CTで血流障害を確認することが重要

経過

下腹部に限局した圧痛があり，外観で右の鼠径部に大きな腫瘤上のふくらみが認められ，鼠径ヘルニアと診断された．用手的に還納できたが，容易にヘルニアを来す状態であるため，術前精査目的に造影CTが施行された．

画像

管電圧120 kV，CTDI$_{vol}$ 26 mGy，スライス厚2.5 mm，腹部用フィルタ関数

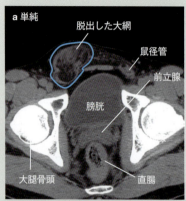
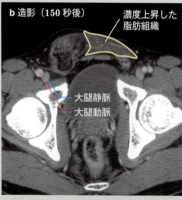
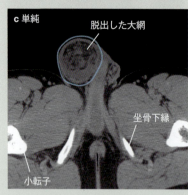
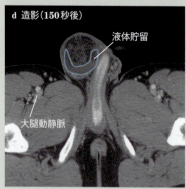
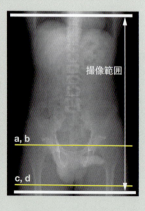

鼠径から下方を十分に含める．また，ヘルニアによる腸閉塞が考えられるため，骨盤部だけでなく上腹部も撮像範囲に含める．

a, b. 右鼠径部より大網が脱出しており，周囲の脂肪組織の濃度が上昇している．
b. 脱出した大網はわずかに造影効果を示している．
c, d. ヘルニア下部では液体の貯留が見られ，炎症があることが予想される．

画像の特徴

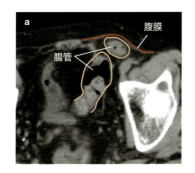
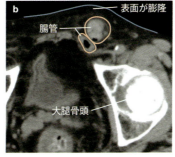
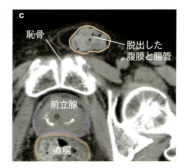

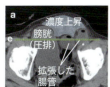
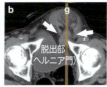

VR（正面）　　VR（右側上方から観察）

腹膜と腸管が脱出した症例．腸管は三次元的に走行しており，ボリュームレンダリング（VR）で多方向から観察することで腸管脱出の様子がわかりやすい．

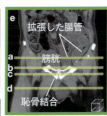
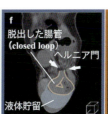
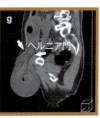
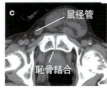
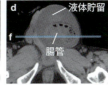

腸管の脱出によって腸閉塞を起こした症例．炎症による周囲の脂肪組織の濃度上昇や液体貯留を認める．臓器の脱出部（ヘルニア門）はMPRで多方向から観察することで状態の把握がしやすくなる

疾患について

- 鼠径ヘルニアとは一般に「脱腸」と呼ばれ腹部臓器が皮下に出てきた状態をいう．
- 鼠径ヘルニアは脱出の仕方によって外鼠径ヘルニア，内鼠径ヘルニア，大腿ヘルニアがある．
- 乳幼児では先天的なものが多く，成人では筋膜の衰えによって発症するものが多い．
- 成人男性に多く（80％以上），特に40代以降で力仕事や立ち仕事をしている人は発症しやすい．
- 脱出した臓器はMPRでの多方向からの観察やVRで三次元的に描出すると状態が把握しやすい．

尿管結石 (ureteral calculus)

Basics
- CTにおいて尿管内の結石は高濃度（200 HU以上）に描出され，検出度が高い
- 尿管の生理的狭窄部位で閉塞すると側腹部，背部に激しい痛みが生じる
- 結石の上流では腎盂・腎杯が拡張する

経過

激しい左側腹部痛のため来院．尿検査で潜血があり，超音波検査で左の腎臓に水腎症が認められたため精査目的でCTが施行された．

画像

管電圧120 kV，CTDI$_{vol}$ 18 mGy，腹部用フィルタ関数

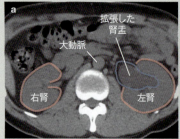
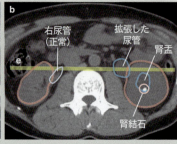
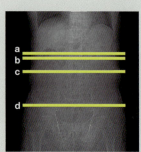
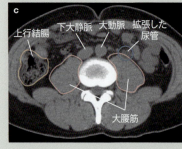
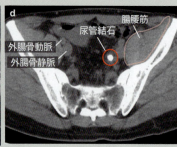
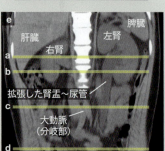

a. 左腎で拡張した腎盂が認められ水腎症となっている．
b. 左の腎盂内に腎結石が存在している．右の尿管に対して左の尿管は大きく拡張している．
c. 左の大腰筋の前に拡張した尿管がみられる．右の尿管には拡張は認めない．
d. 骨盤内に大きな尿管結石が認められる．
e. 冠状断．左腎と拡張した尿管の様子がよくわかる．

画像の特徴

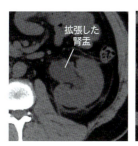 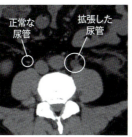 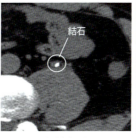 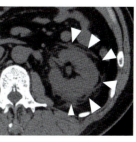

腎盂腎杯の拡張　　　　尿管の拡張　　　　結石（尿管内の高吸収）　　腎・尿管周囲のけばだち

結石が詰まり尿の流れが障害されることで結石の上流である腎盂や尿管が拡張するのが尿管結石の特徴的所見である．
また，腎臓や尿管周囲の毛羽立ちは尿の流れが障害されることで腎盂が炎症を起こした状態（腎盂腎炎）を反映している．

腎臓のMPR

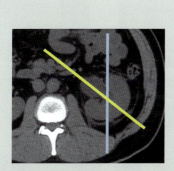 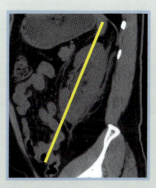 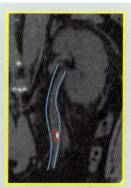

尿管は腎臓の内側前方に向かって出ているため，片方の腎臓を冠状断で観察するには尿管の向きに合わせる．
又，腎臓は後傾した状態で位置するため，腎臓の傾きに合わせることで腎臓を広く観察することができる．
尿管の走行は三次元的であるため，結石が下方にある場合では腎臓と同時に描出することは難しい．

疾患について

- 結石の位置により腎臓結石，尿管結石，膀胱結石と呼ばれる．
- 単純写真では指摘困難な結石もCT画像では高吸収で描出される．
- 腎結石ではほとんど無症状であるが，結石が尿管内に入り尿管を閉塞すると腎盂内圧が急激に上昇することで激痛が生じる．
- ほとんどの場合で血尿が見られ，痛みによる嘔吐を伴うこともある．
- 腎盂から尿管にかけての拡張（水腎症）が見られることがあり，この場合はエコー検査でも診断することができる．
- 小さな結石の場合は自然排石の可能性が高いが，大きな結石では尿管に管（ステント）を入れたり，腎盂に直接カテーテル（腎瘻）を入れて腎盂内の尿の排出をすることもある．

73 消化管穿孔（gastrointestinal perforation）

Basics
- 消化管穿孔のCT検査では穿孔部位を特定することが重要である
- 遊離ガス（free air）は消化管穿孔の特徴的な所見である
- 多方向からの観察により，腸管やfree airの位置関係を把握することができる

経過

左下腹部痛にて救急受診，腹部単純写真にて free air が認められたため，精査目的でCTを施行した．CTで下行結腸憩室穿孔と診断され緊急手術となった．

画像

管電圧120 kV，CTDI$_{vol}$ 19 mGy，腹部用フィルタ関数，
空気条件WW/WL 1000 HU／−100 HU（a，b），軟部条件WW/WL 300 HU／30 HU（c，d）

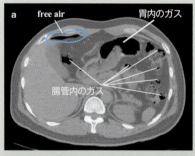
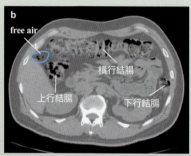
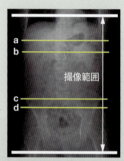
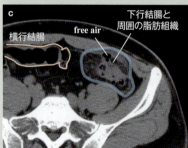
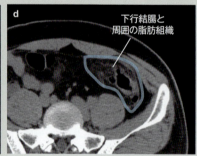
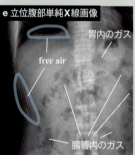

a, b. 腹腔内の腹側（上側）に free air が存在している．
c, d. 下行結腸周囲に毛羽立ちが見られ，穿孔部位と考えられる．また周囲の脂肪織濃度が上昇している．
e. 立位腹部単純X線写真では右の横隔膜下，肝臓の外側に free air が確認できる．

遊離ガスは軽いために腹部内で上の方に移動するため，肝表付近で見られることが多い．
しかし，穿孔部位を特定するためには腹部から骨盤部全体を撮像範囲に含める必要がある．

画像の特徴

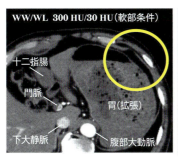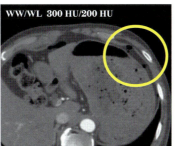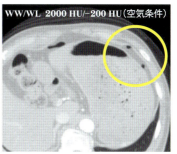

Free air とウィンドウ幅（WW），ウィンドウレベル（WL）

　穿孔による free air は腹部内の脂肪組織と混在することになる．このとき，画像の表示条件によっては空気と脂肪が識別できない場合がある．そのため，消化管穿孔が疑われる場合には表示条件を変化させて観察することが必要となってくる．

腎臓の MPR

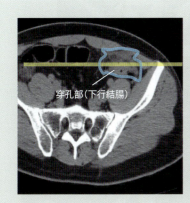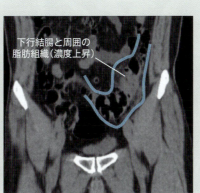

冠状断

- 炎症が及んだ部位の脂肪織濃度が上昇しており穿孔部と考えられる．
- 冠状断で炎症範囲は下行結腸周囲に限局していることがわかる．

　腸管では冠状断での観察が周囲との位置関係の把握に有用である．

疾患について

- 原因として，消化性潰瘍，悪性腫瘍，イレウスによる内圧亢進，外傷などがある．
- 穿孔部位により治療方針がかわるため，穿孔部位の特定（上部消化管か下部消化管）が重要となる．
- 下部消化管が穿孔した場合，細菌性腹膜炎となり重症化するため，早急な診断・手術が必要となる．
- 悪性腫瘍による消化管穿孔は癌に多く見られ，悪性リンパ腫では化学療法中に穿孔することがある．

74 大腸がん (colorectal cancer)

Basics
- 大腸がんは50歳以上で多く，がんの中では死亡数が多い疾患である
- 大腸がんのCTでは，部位や大きさ，他臓器への浸潤，転移の有無の評価が目的となる
- 造影は必須であり，MPRを作成し多方向から観察する
- 手術前の情報としてVRを作成する

経過

76歳女性．以前より右下腹部痛が続くため受診．エコー検査にて右下腹部に腫瘤が見られ，精査のために造影CTを施行したところ上行結腸に腫瘍が認められた．その後の大腸内視鏡（CF：colonofiberscopy）で大腸がんであると診断され，摘出手術が施行された．

120 kV，CTDI$_{vol}$ 28 mGy，腹部用フィルタ関数

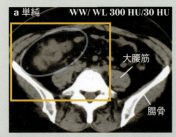
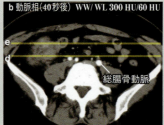
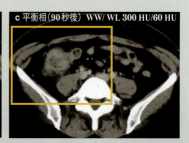
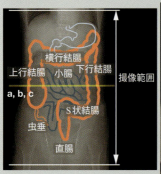
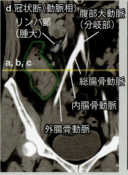
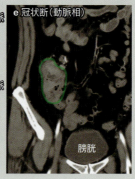
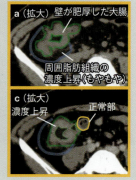

a. 単純CTで辺縁が不明瞭な肥厚した腸管が存在する．
b, c. 造影することで腸管壁の濃度上昇が見られ，周囲の脂肪組織の毛羽立ちがわかる．造影した画像では濃度上昇した腸管などの観察がしやすいようにウィンドウ幅（WW），ウィンドウレベル（WL）を調節する．
d, e. 上行結腸は上下方向に位置するため，冠状断を作成することでその拡がりを観察する．また多方向からの観察で周囲の血管やリンパ節との位置関係がわかりやすくなる．

画像の特徴

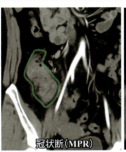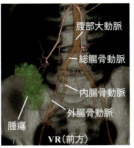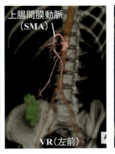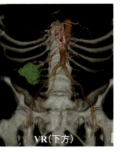

大腸は一般に上行結腸から横行結腸の範囲は上腸間膜動脈（SMA）から，下行結腸からS状結腸，直腸は下腸間膜動脈（IMA）から血流を受けている．大腸がんの手術前に腫瘍を栄養する血管を同定することは有用であり，その把握にVRを作成する．

画像

動脈相　120 kV，CTDI$_{vol}$ 25 mGy，腹部用フィルタ関数

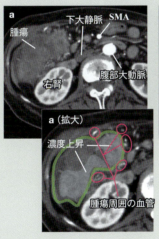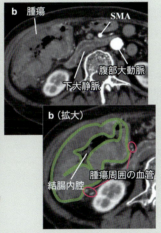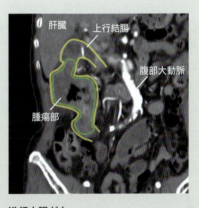

進行大腸がん
結腸壁が顕著に肥厚している．腫瘍の内部は不均一に造影されており，腫瘍の周囲に栄養血管が多数みられる．

疾患について

- 大腸がんは50代以降に多く発症し，高齢になるほど多くなる傾向にある．
- 早期の大腸がんであれば自覚症状はほとんど無く，手術によってほぼ完治できる．
- 進行すると腹部の違和感や便の通過障害による腹痛，イレウスなどの症状が現れる．
- 発生した部位によって盲腸がん，結腸がん，S状結腸がん，直腸がんに分けられる．
- 血行性転移の有無によって治療方針が変わるため腹部全体あるいは胸部も含めて撮像する．
- CTでは腸管壁の肥厚と周囲の脂肪組織の濃度上昇が特徴である．
- 腫瘍部の血流や周囲血管の観察を行うためにダイナミック撮影を行う．
- 冠状断を追加することで，腫瘍の大きさや腸管の走行が把握しやすくなる．

75 整形外科領域（orthopedics）の概要

Basics
- 単純X線写真で観察が困難な部位を詳細に描出できる
- 3次元画像（MPR，VR）での表示が有効
- 観察したい部位が中心となるようにポジショニングすることが重要

整形外科領域（orthopedics）の概要

　整形外科領域において検査対象は主に骨格であり，骨は表面を皮質骨で覆われ内部は海綿骨や骨髄で構成され，2つ以上の骨が結合され関節を形成している．骨格の観察を目的とした場合第一選択はX線単純撮影となるが，骨格は複雑な形状で，関節部分は重なった構造となるため，単純写真では詳細な観察が困難となる場合がある．CTでは1mm程度のスライスによる連続画像の取得が可能であり，3次元再構成によってより詳細な観察が可能となる．

撮像

　撮影対象となる骨格は，表面が皮質骨で覆われ骨端部を中心に海綿骨で構成され，海綿骨は糸状の骨構造（骨梁）とその内部を占める骨髄で構成されている．ポジショニングは空間分解能向上のため撮影対象ができるだけアイソセンター位置となるように工夫し，X線単純写真の正面に準じた中間位とする．撮影条件は3次元画像作成を考慮し1mm程度のthin sliceが取得できる条件とする．再構成条件は空間分解能が向上するように高解像度のフィルタ関数を選択し，再構成間隔がスライス厚の半分となるようなオーバーラップ再構成が望ましい．観察対象は高吸収な骨のため，画像を観察する場合ウィンドウ幅（WW）は2000〜4000HU，ウィンドウレベル（WL）は300〜500HU程度となる．ただし骨疾患による周囲の炎症・出血などの観察が目的となる場合には軟部組織用フィルタ関数を用いた画像作成が必要となる場合がある．

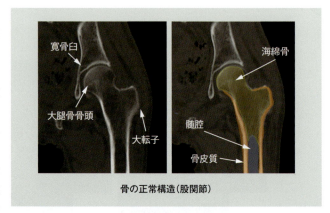

骨の正常構造（股関節）

整形領域の疾患

　整形領域のCT検査は，単純X線写真では観察が困難となる脊椎，各関節などの複雑な骨構造の観察，さらに複雑な構造の観察，さら手術計画のための術前精査と術後の骨癒合の評価が主な目的となる．

画像形成

　整形外科領域では3次元画像での観察が有効となる．任意の角度で一定間隔ごとの断面となるMPR画像や立体的な表示となるVR画像を作成する．MPR画像の作成においては各部位の基準線に合わせた角度で断面を作成することが重要となる．VR画像では一定間隔ごとの回転画像を作成することでより立体的な構造把握ができる．

画像の特徴

フィルタ関数による画像の比較

　右膝の画像を軟部組織用フィルタ関数と骨用フィルタ関数で比較した．軟部組織用フィルタ関数では十分な空間分解能を得ることができず骨梁などの微細な構造の観察は困難である．一方，高周波強調関数（骨用フィルタ関数）を用いることで空間分解能を向上し骨構造が明瞭に観察できる．

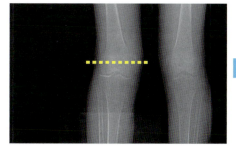
スキャン計画画像

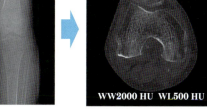
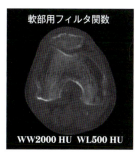
右膝　フィルタ関数による画像比較

撮影位置による画像の比較

　両膝を並べて撮影した場合のアイソセンター位置の右膝とオフセンター位置の左膝の画像を下図で比較した．アイソセンター位置の右膝では骨梁が観察できるがオフセンター 15 cm 位置の左膝では骨梁を十分に観察することが困難となる．つまりアイソセンター位置でなければ骨用フィルタ関数を用いたとしても十分な画質が得られないこととなるため注意が必要である．

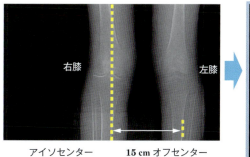
スキャン計画画像

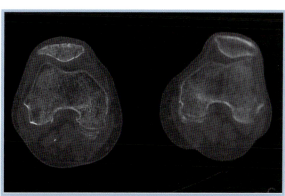
横断像（スライス厚 1.25 mm，骨用フィルタ関数）

76 脊椎領域（spine）
頸椎後縦靱帯骨化症 (ossification of posterior longitudinal ligament : OPLL)

Basics
- 椎体後面に位置する後縦靱帯が骨化する病態
- 横断面で脊柱管狭窄が評価できる
- 正確な矢状断で骨化の全体像も描出する

疾患

脊椎の疾患ではX線単純撮影が第一選択となる．骨の形状・配列が観察対象となる．後縦靱帯骨化症（OPLL）は椎体後面の靱帯が骨化し脊柱管の狭窄をきたす疾患であり，好発部位は頸胸椎となる．右画像に示すように，X線単純撮影の頸椎側面像で脊柱管内に後縦靱帯が骨化した様子を観察することができる．X線単純撮影では骨化した範囲の詳細や脊柱管の狭窄の程度を評価するには不十分である．

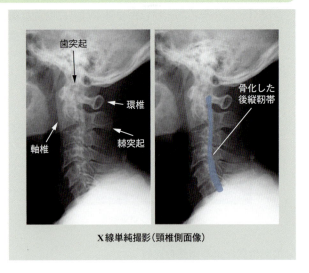

X線単純撮影（頸椎側面像）

経過

70歳 男性，上肢の痺れと頸部痛にて来院．X線単純写真にて頸椎後縦靱帯骨化症が見られたため，精密検査として頸椎CT検査が実施された．

CT画像

骨化した後縦靱帯は単純CT画像で骨と同様に高吸収に描出され，容易に観察が可能となる．脊柱管に直交する断面を観察することで脊柱管の狭窄の程度の評価が可能となる．

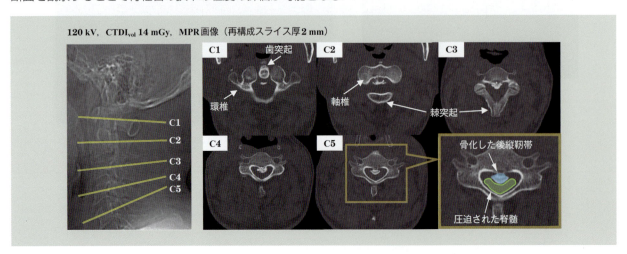

撮像

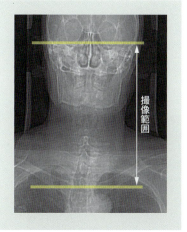

- 被写体によるメタルアーチファクト低減のため義歯を外し撮影を行う．
- 撮影範囲は環椎・軸椎や第 7 頸椎など椎体レベル同定の基準点となる部位を含めて設定する．
- 撮影条件は肩・胸部のように X 線透過率が大きく変化する部位が対象となるため 120 kV にて CT-AEC（7 章㉜，8 章㊱参照）を使用することで画質向上と被ばく低減が得られる．
- フィルタ関数には，骨用の高解像度フィルタ関数を使用し，1 mm 以下のスライス厚でオーバーラップ再構成を行い 3 次元画像処理にて MPR 画像，VR 画像を作成する．

画像の特徴

MPR 画像の作成方法

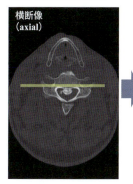
横断像（axial）
1. 左右の傾きを補正し冠状断を作成する．

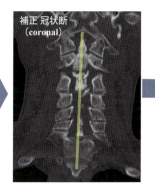
補正 冠状断（coronal）
2. 全体の棘突起が同一断面に描出できるように角度を補正する．

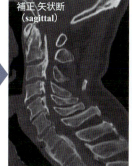
補正 矢状断（sagittal）
3. 脊柱管に直行する正確な矢状断を作成する．

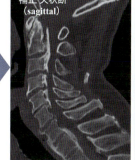
骨化した後縦靭帯

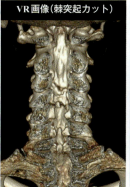
VR 画像（棘突起カット）

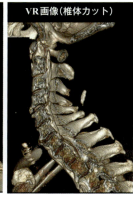
VR 画像（椎体カット）

　後縦靭帯骨化症は脊柱管に沿って体軸方向に広がる疾患のため正確な矢状断での評価が必要となる．また上部胸椎は単純撮影では観察が困難な部位のため CT 画像での評価が重要となる．

　VR 画像で棘突起・椎体をカットして観察することで全体像の把握に有効となる．

77 脊椎領域（spine）
胸椎後縦靱帯骨化症（OPLL）・胸椎黄色靱帯骨化症（OYL）
（thoracic ossification of posterior longitudinal ligament・ossification of the yellow ligament）

Basics
- 黄色靱帯骨化症は脊柱管後方に位置する黄色靱帯が骨化する病態
- 胸椎では第7頸椎（C7）や第1腰椎（L1）を撮像範囲に含める
- ミエログラフィ後の撮像で，脊髄の詳細な観察が可能となる

疾患

後縦靱帯骨化症と同様に脊柱管内の靱帯が骨化する疾患として黄色靱帯骨化症（OYL：ossification of the yellow ligament）がある．OPLLは脊柱管内前側，椎体後面の靱帯が骨化する疾患で好発部位は頸胸椎であるのに対して，OYLは脊柱管後方で椎弓をつなぐ黄色靱帯が骨化することにより椎間関節部を中心に起こる疾患で，好発部位は胸椎である．右画像に示すように，脊柱管後方から骨化した黄色靱帯に脊髄が圧迫される様子が観察できる．

経過

55歳男性．両下肢の脱力としびれのため来院．MRIにて病変が指摘された．術前精査のため脊髄腔造影（ミエログラフィ）後CT検査を施行した．

CT画像

後縦靱帯骨化症と黄色靱帯骨化症はそれぞれ脊柱管を前後から圧迫し狭窄を起こす疾患で，体軸方向に広く分布する特徴を持つ．脊柱管に平行な矢状断像で疾患の全体像を観察することができる．

右の画像で脊柱管内後方から脊髄を圧迫する骨化した黄色靱帯（黄色）と脊柱管前方から脊髄を圧迫する骨化した後縦靱帯（青色）が観察できる．ミエログラフィ後CT画像で脊髄を観察することで圧迫の程度を観察することができる．

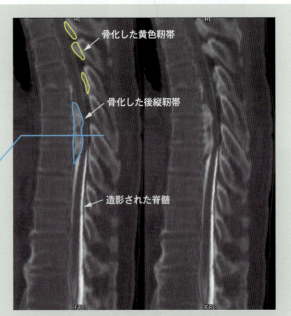

ミエログラフィ後CT　MPR 横断像（T4）

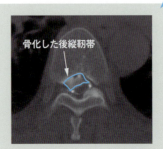

ミエログラフィ後CT　MPR 横断像（axial）　　ミエログラフィ後CT　MPR 矢状断像（sagittal）

撮像

- 撮影範囲は第7頸椎や第1腰椎など，椎体レベル同定の基準点となる部位を含めて設定する．
- 撮影条件は肩・胸部のようにX線透過率が大きく変化する部位が対象となるため120 kVにてCT-AECを使用することで画質向上と被ばく低減が得られる．
- フィルタ関数には，骨用の高解像度フィルタ関数を使用し，1 mm以下のスライス厚でオーバーラップ再構成を行い3次元画像処理にてMPR画像，VR画像を作成する．

画像の特徴

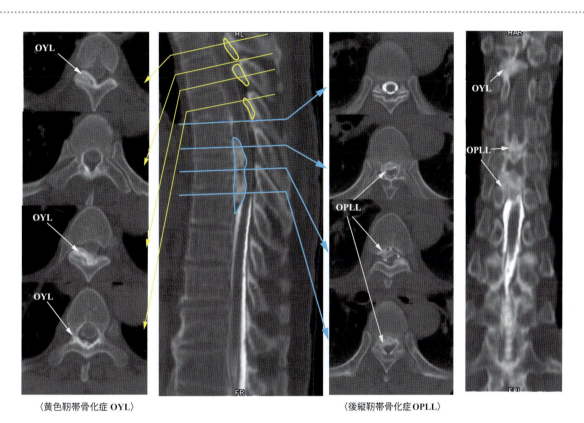

〈黄色靭帯骨化症 OYL〉　　　　　　　　〈後縦靭帯骨化症 OPLL〉

ミエログラフィ後CT　MPR横断像（axial）（脊柱管に対する直行断面）

MPR矢状断像で病変の範囲を評価し，脊柱管に直交するMPR横断像で脊柱管の狭窄の程度を評価することが重要となる．この画像のようにミエログラフィ後CT撮影によって脊髄の圧迫の程度を評価することができる．

78 脊椎領域（spine）
腰椎分離症（lumbar spondylolysis）

Basics
- 腰椎の椎弓骨折により椎体と椎弓とが分かれた病態
- 腰椎は単純X線写真のみでは評価が困難な場合がある
- CTにより，重なりのない画像を作成することで詳細な観察が可能となる
- 多方向断面での観察が有用である

疾患

腰椎椎骨は椎体・横突起・椎弓根・椎弓・棘突起で構成される．腰椎分離症は椎弓の骨折により椎体と椎弓とが分離した状態である．右のようにX線単純撮影では腸管や複雑な形状の骨が重なり評価が困難となる場合がある．

経過

14歳 男性 腰痛．

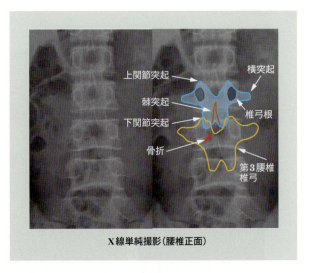

X線単純撮影（腰椎正面）

CT画像

椎弓は上下椎間関節突起・横突起・棘突起と複雑な形状を持ち，上下の椎弓で椎間関節を構成する．CTでは，骨折（分離）の存在・位置を観察し，分離部の離開の程度を評価することが重要となる．MPR処理による多方向（横断像・冠状断・矢状断・斜位像）からの観察が有効となる．

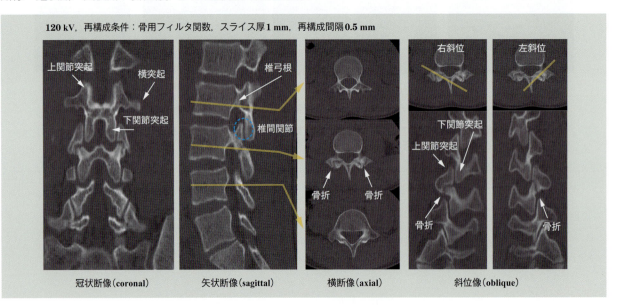

120 kV，再構成条件：骨用フィルタ関数，スライス厚1 mm，再構成間隔0.5 mm

冠状断像（coronal）　矢状断像（sagittal）　横断像（axial）　斜位像（oblique）

撮像

- 撮影範囲は第1腰椎，仙椎など基準点となる部位を含めて設定する．
- 撮影条件は骨盤のようにX線透過率が大きく変化する部位が対象となるため120 kVにてCT-AECを使用することで画質向上と被ばく低減が得られる．
- フィルタ関数には，骨用の高解像度フィルタ関数を使用し，1 mm以下のスライス厚でオーバーラップ再構成を行い3次元画像処理にてMPR画像，VR画像を作成する．

画像の特徴

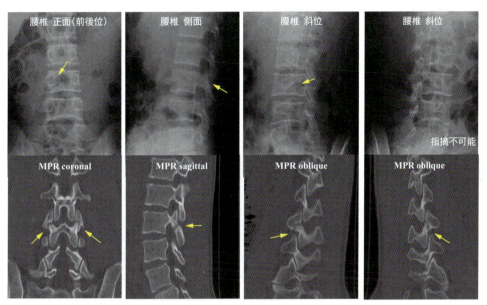

X線単純写真とCT画像（MPR画像）の比較

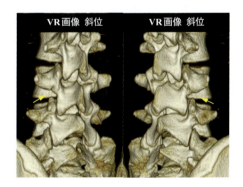
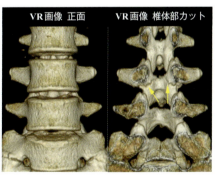

骨折の位置や離開の程度によってX線単純写真では左側分離の指摘が困難であった．腰椎分離症はX線単純写真で観察可能な疾患だが，腸管ガスの重なりや骨折の位置・程度によりそのすべてを認識することは困難といえる．そのため精密検査の目的でCT撮影を行い，従来のX線単純撮影に準じた角度のMPR画像を観察することで骨折の有無，分離による離開の程度を正確に評価することが可能となる．またVR画像で立体的な観察ができ，椎体部分をカットし椎弓を内側から観察することで骨折部を明瞭に観察することができる．

79 脊椎領域（spine）
腰椎すべり症（lumbar spondylolisthesis）

Basics
- 腰椎分離症または変性により椎体が変位した（すべった）病態
- 椎体のアライメント確認には正確な矢状断が重要
- ミエログラフィ後の撮像ですべりに伴う脊髄圧迫の様子も観察可能となる

疾患

腰椎すべり症には腰椎分離すべり症と腰椎変性すべり症がある．前者は分離症により椎体と椎弓が分離し椎体がすべっている状態，後者は脊椎の関節や靭帯が緩んで椎体・椎弓が同時にすべっている状態である．変性すべり症では脊髄造影後CT（ミエログラフィ後CT）を行い，脊柱管の狭窄の程度を評価する方法がある．

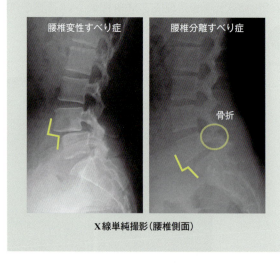

X線単純撮影（腰椎側面）

腰椎分離すべり症（lumbar spondylolytic spondylolisthesis）

CT画像

左右のoblique画像で第5腰椎に分離症を認める．すべり症の観察にはX線単純写真 腰椎側面画像またはMPR矢状断（sagittal）が有効となる．すべり症の評価にはそれらの画像上で椎体のアライメントを確認する．腰椎側面で第5腰椎が前方にすべっていることが観察できる．次に棘突起のアライメントに注目し，棘突起のアライメントがズレがないことを確認できるため，これが第5腰椎分離症による分離すべり症であることがわかる．

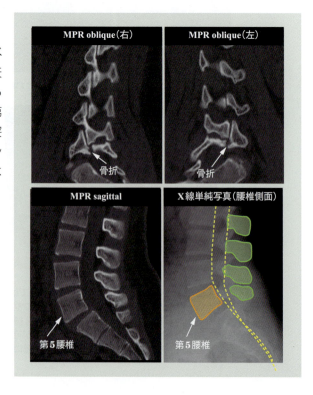

腰椎変性すべり症 (degenerative lumbar spondylolisthesis)

CT画像

右の画像は脊髄造影後CT画像（ミエログラフィ後CT）のMPR矢状断（sagittal）である．椎体の前後方向のアライメント異常の観察にはsagittal像が有効となり，同時に体軸方向に走る脊髄との関係が観察できる．

右のsagittal画像を観察すると第4腰椎が前方へすべっており，棘突起も椎体と同様に前方にすべっている事が観察できる．椎体・棘突起がともにすべっているので腰椎変性すべり症であることが判断できる．

ミエログラフィ後CTで脊柱管の狭窄の程度を観察するとL4-5すべり症部位で脊柱管が狭窄している様子が観察できる．

脊柱管の狭窄の程度の評価には脊柱管に平行なsagittal像や脊柱管に対して直交断面（axial）像を合わせて評価することが重要となる．正常な椎間の脊髄と比較し，すべり部位で脊髄が狭窄している様子が観察できる．

腰椎すべり症の分類

腰椎すべり症では前方すべりを起こす確率が高く，すべり症の種類を評価するためには脊柱管の角度に合わせた正確なsagittal画像が有効となる．すべり部分の椎骨の棘突起の位置を観察し，椎体とともに棘突起もすべっていた場合は変性すべり，棘突起は正常の位置で椎体のみすべっている場合には分離すべりであることが画像から判断できる．

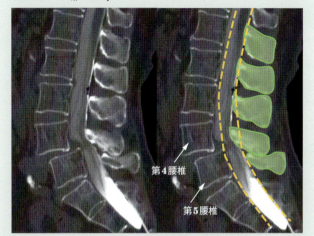

ミエログラフィ後CT　MPR矢状断像（sagittal）

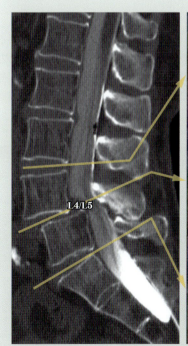 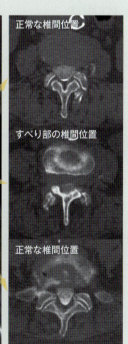

ミエログラフィ後CT　MPR矢状断像　　MPR横断像

80 脊椎領域（spine）
頸椎脱臼骨折（cervical spine dislocation fracture）

Basics
- 外力により椎弓や椎間関節が骨折し脱臼を起こした状態
- 頸椎の湾曲に合わせて横断像を作成する
- 多方向断面から観察することが必要である

疾患

頭部に大きな外力が加わることで頸椎の椎弓や椎間関節部が骨折し脱臼が起こる．椎間関節部は細かな構造体が重なりX線単純写真では詳細な情報を得ることが困難となる．さらに下部頸椎では肩が重なることで十分な評価ができない場合がある．

経過

91歳女性，交通外傷によって救急搬送．

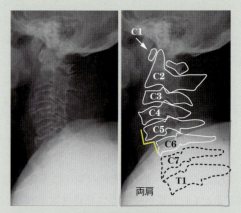

X線単純撮影（頸椎側面）

仰臥位で両腕を足方向に引張り両肩を下げて撮影しても第6頸椎の椎体上縁までしか描出できない．

CT画像

下部頸椎から上部胸椎では肩が重なるために観察が困難となる部位で，生理的湾曲も強いためCTから得られた原画像の横断像では椎体の観察には適切ではない．そのため原画像から再構成したMPR画像・VR画像が有効となる．3次元処理により椎体のアライメントの観察，複雑な構造を持つ椎骨の詳細な観察が可能となる．椎体の直交断面像（MPR axial）から第6頸椎の椎弓・横突起骨折が観察できる．

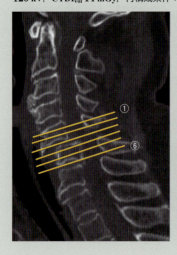
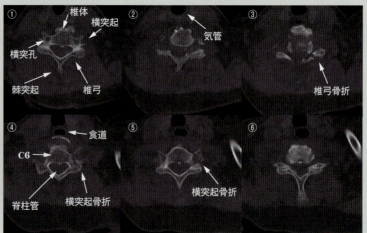

MPR横断像（椎体の直行断面画像）

撮像

- 被写体によるメタルアーチファクト低減のため義歯を外し撮影を行う．
- 撮影範囲は交通外傷の全身検索のため，頸椎から骨盤まで撮影し観察対象に合わせて3次元処理を行う．
- 撮影条件は肩・胸部のようにX線透過率が大きく変化する部位が対象となるため120 kVにてCT-AECを使用することで画質向上と被ばく低減が得られる．
- フィルタ関数には，骨用の高解像度フィルタ関数を使用し，1 mm以下のスライス厚でオーバーラップ再構成を行い3次元画像処理にてMPR画像，VR画像を作成する．

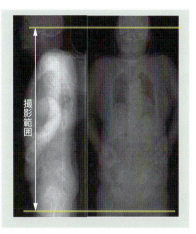

画像の特徴

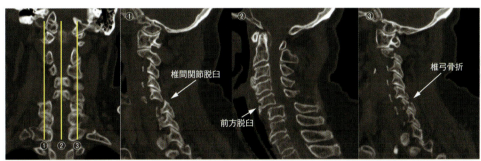

MPR 矢状断像（sagittal）

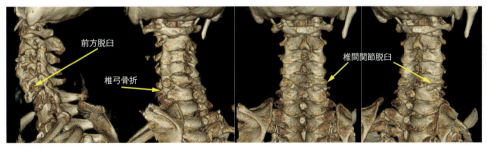

VR画像

3次元画像作成の目的

- MPR axial画像では脊柱管狭窄の有無，椎体・椎弓・横突起の骨折の観察
- MPR sagittal画像では椎骨の前後方向のアライメントの観察，椎体の圧迫骨折の有無，棘突起の骨折の有無，椎間関節の脱臼の有無
- MPR coronal画像で椎骨の左右方向のアライメントの観察，椎体の圧迫骨折の有無
- VR画像では立体的な複雑な形状の椎骨の観察

81 脊椎領域 (spine)
腰椎破裂骨折 (lumbar spine burst fracture)

Basics
- 椎体に上下方向の力が加わり椎体前部または前部と後部の両方が損傷した病態
- 横断像や矢状断像で脊髄圧迫の様子を評価する
- VR では骨折の状態を立体的に把握することができる

疾患

椎体の上下方向の力が加わることで椎体前方部とともに，椎体後方部に骨破壊や骨片突出が及んだ状態．前方部だけに限られる場合は圧迫骨折と呼ばれる．X線単純写真では詳細な観察が困難となるため，CT画像で精密検査となる．

経過

57歳 女性，転落外傷．

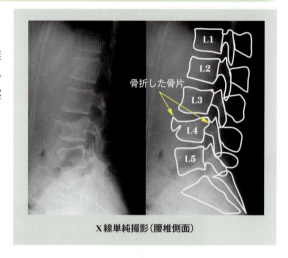

X線単純撮影（腰椎側面）

CT画像

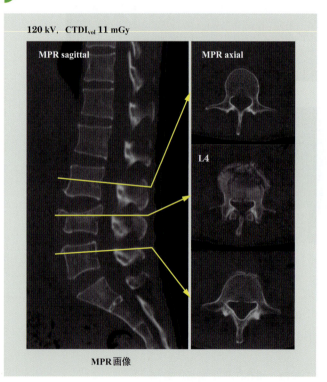

MPR画像

脊柱管に直交したMPR断面（axial）で骨片の拡がりを評価することができる．第4腰椎で椎体上部が骨折し，前方へ拡がる骨片（△）と，脊柱管内へ突出する骨片（▲）が確認でき，第4腰椎破裂骨折であることがわかる．また黄色破線で示した脊柱管が狭窄する様子が観察できる．

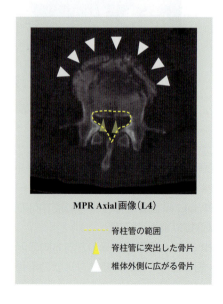

MPR Axial画像（L4）

- - - 脊柱管の範囲
- ▲ 脊柱管に突出した骨片
- △ 椎体外側に広がる骨片

撮像

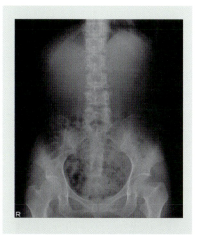

- 撮影範囲は第12胸椎や仙骨など，椎体レベル同定の基準点となる部位を含めて設定する．
- 撮影条件は骨盤部のようにX線透過率が大きく変化する部位が対象となるため120 kVにてCT-AECを使用することで画質向上と被ばく低減が得られる．
- フィルタ関数には，骨用の高解像度フィルタ関数を使用し，1 mm以下のスライス厚でオーバーラップ再構成を行い3次元画像処理にてMPR画像，VR画像を作成する．

画像の特徴

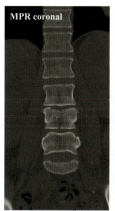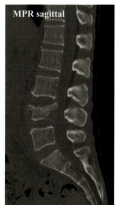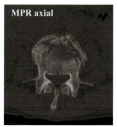

腰椎椎体損傷は骨折の範囲，骨片の位置を観察するために，MPR画像による多方向からの観察が重要となる．また椎体のアライメントや脊柱管の狭窄の程度を評価するためには脊柱管に対して平行な角度の断面（sagittal, coronal）や正確な直交断面（axial）の作成が必須となる．またVR画像では骨片の拡がりの程度を立体的に観察でき，骨に囲まれた脊柱管内も部分的にカットすることで観察が可能となる．

MPR画像

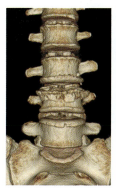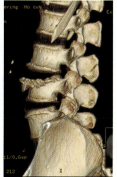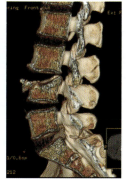

VR画像

82 骨盤領域（pelvis）
大腿骨頸部骨折（femoral neck fracture）

Basics
- 股関節の直下の大腿骨頸部における骨折．骨粗鬆症で骨がもろくなった高齢者の転倒などで起きやすい
- 骨折線や骨頭転位を観察する
- 観察する目的に合わせてMPRの角度を調整する
- 骨折の部位によって分類や治療法が変わるため，骨折部がわかりやすい画像を作成する

疾患

股関節の直下の大腿骨頸部は，転倒や転落による外力が集中しやすく，そこが骨折した病態．骨粗鬆症で骨がもろくなった高齢者に多発する．X線単純写真では大腿骨頸部から骨頭は皮質骨が薄く骨折の場合でもはっきりとした骨折線が観察できない場合があり，CTやMRIでの精密検査が必要となる場合がある．

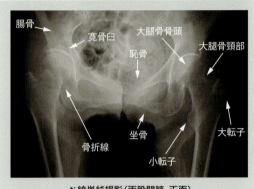
X線単純撮影（両股関節 正面）

経過

92歳 女性，自宅玄関で転倒し救急搬送となった．

CT画像

CTによる横断像（axial）や冠状断像（coronal）で大腿骨頸部に骨折を確認することができる．

頸部骨折の場合，骨頭の転位の程度の評価が重要となる．

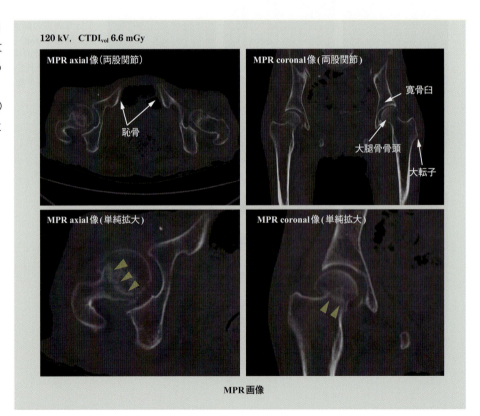
MPR画像

撮像

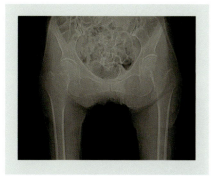

- 撮影体位はX線単純撮影位に準じて両下肢を伸展，軽度内旋位とする．
- 撮影条件は骨盤のようにX線透過率が大きく変化する部位が対象となるため120 kVにてCT-AECを使用することで画質向上と被ばく低減が得られる．
- フィルタ関数には，骨用の高解像度フィルタ関数を使用し，1 mm以下のスライス厚でオーバーラップ再構成を行い3次元画像処理にてMPR画像，VR画像を作成する．

画像の特徴

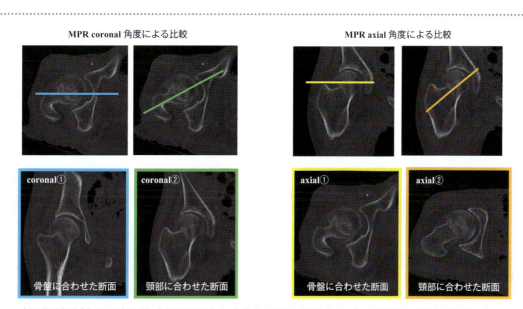

MPR coronal 角度による比較　　MPR axial 角度による比較

coronal①　骨盤に合わせた断面　　coronal②　頸部に合わせた断面
axial①　骨盤に合わせた断面　　axial②　頸部に合わせた断面

大腿骨頸部骨折では骨折部位（大腿骨頸部）に直交する断面で観察することでより正確な評価が可能になる．

大腿骨頸部骨折の骨折部位による分類

① 骨頭下骨折　　　　　┐
② 頸部中間部骨折　　　┴─ 内側骨折
③ 転子間骨折　　　　　┐
④ 転子貫通骨折　　　　┴─ 外側骨折

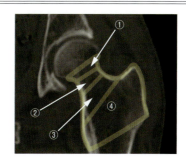

83 四肢領域　肩関節 (shoulder)
肩甲骨関節窩骨折 (glenoid fracture)

Basics
- 肩甲骨の肩関節部（関節窩）に生じた骨折
- 肩関節の構造は立体的であり，関節の角度に合わせてMPRを作成する
- 検査側をアイソセンターに配置する
- VRで全体像の把握が容易となる

疾患

肩関節は上腕骨・肩甲骨・鎖骨で構成され，可動域が大きい関節である．X線単純写真で肩甲骨関節窩の部分に骨片によると考えられる陰影が観察できる．

経過

65歳 男性，飲酒後2階から階段を転落し救急搬送となった．X線単純撮影で骨折を疑われCT検査となった．

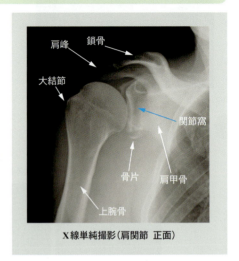

X線単純撮影（肩関節 正面）

CT画像

関節の観察には関節の角度に合わせて補正し，多方向からのそれぞれ直交断面を作成することが重要となる．上腕骨大結節部に骨折（Hill-Sacs lesion），肩甲骨関節窩の骨折（Bankart-lesion）が観察できる．

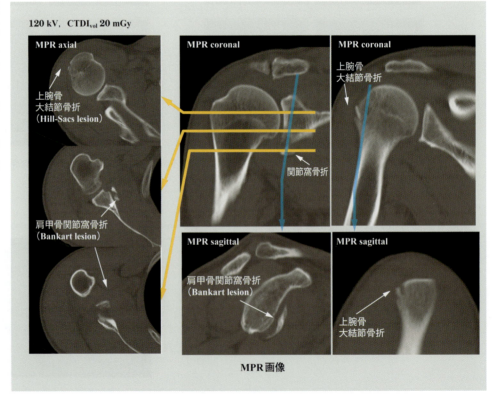

MPR画像

撮像

- 撮影体位は検査側をできるだけアイソセンターに配置する．非検査側は挙上し上腕骨頭の位置が同一断面に重ならないようにする．
- 撮影条件は肩・胸部のようにX線透過率が大きく変化する部位が対象となるため120 kVにてCT-AECを使用することで画質向上と被ばく低減が得られる．
- フィルタ関数には，骨用の高解像度フィルタ関数を使用し，1 mm以下のスライス厚でオーバーラップ再構成を行い，3次元画像処理にてMPR画像，VR画像を作成する．

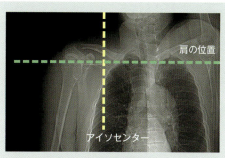

CT撮影計画画像
非検査側挙上　swimmer's position

画像の特徴

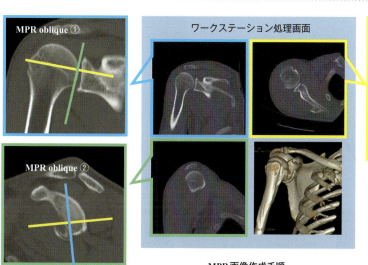

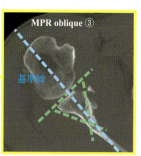

MPR画像作成手順

- ワークステーションを用いて前後，左右，上下と3軸で補正する
- MPR oblique③を用いて図の基準線をもとにMPR画像を作成する

関節を正確に評価するためには，ワークステーションを用いて関節に対して正確なMPR画像を作成する必要がある．作成時は3軸で傾きを補正し，MPR oblique③の関節面に対する正確なaxial像を作り，関節面に直交する基準線の角度をMPR coronal画像とし，それに直交断面を作成する．

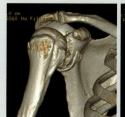
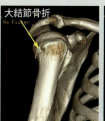
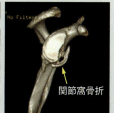

VR画像

関節窩の観察には上腕骨を関節から分離して観察することで死角のない観察が可能となる．

84 四肢領域　肘関節 (elbow)
右上腕骨外顆骨折 (lateral humeral condylar fracture)

Basics
- 上腕骨の遠位端にある突起の一つである外顆に生じた骨折
- 可能ならば，検側を挙上し，アイソセンターに配置する
- VRで全体像の把握が容易となる

疾患

上腕骨の遠位端にある突起の一つである外顆に生じた骨折．転倒などにより手をついた際に，橈骨を介する外力によって生じる．複雑な関節ほどX線単純写真だけでは骨折の診断・転位の有無を評価することが困難となるためCT検査となる場合が多い．

経過

42歳 男性，高さ1mから転落，右肘殴打．

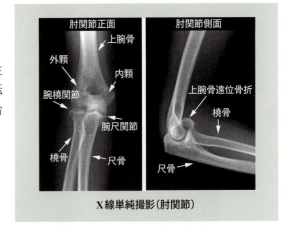

X線単純撮影（肘関節）

CT画像

MPR画像から上腕骨遠位端外顆骨折が確認でき，骨片と隙間（ギャップ）も大きいことが観察できる．VR画像で立体的に観察することで骨片の転位・ギャップの観察が容易となり，さらに尺骨・橈骨を分離し上腕骨遠位端のみを観察することで，死角のない評価が可能となる．

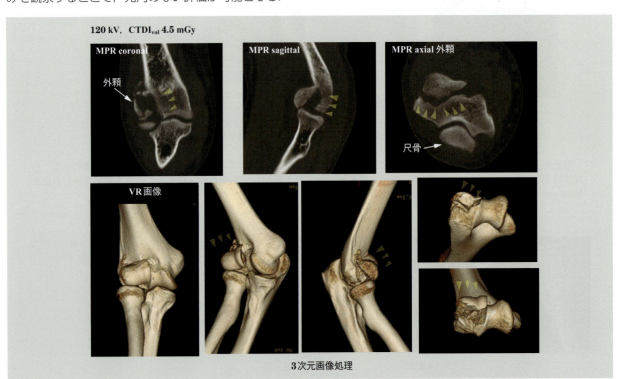

3次元画像処理

撮像

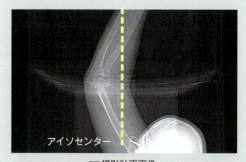

CT撮影計画画像

- 撮影体位は可能であれば検査側挙上，挙上不可ならば下ろして可能な限りアイソセンター位置で行う．
- 撮影条件は上肢を下して撮影する場合，120 kVにてCT-AECを使用することで画質向上と被ばく低減が得られる．
- フィルタ関数には，骨用の高解像度フィルタ関数を使用し，1 mm以下のスライス厚でオーバーラップ再構成を行い，3次元画像処理にてMPR画像，VR画像を作成する．

画像の特徴

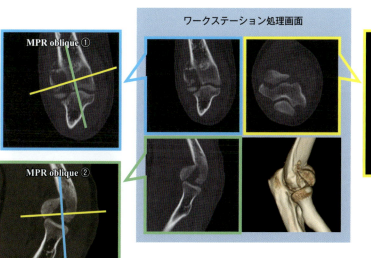
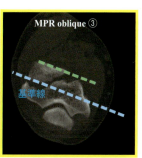

MPR画像作成手順

- ワークステーションを用いて前後，左右，上下と3軸で補正する
- MPR oblique ③を用いて上腕骨遠位端の内顆と外顆を結ぶ角度を基準線とし，MPR画像を作成する

　肘関節のCT撮影では，上肢の撮影体位によって関節を形成する骨の位置関係が大きく変化してしまう．したがって撮影時にはできる限り中間位とし，ねじれが無いように注意が必要である．画像作成においては骨片の位置，大きさに加えて転位・ギャップが評価できるよう注意が必要である．さらにVR画像では関節を分離することで，曲面で形成される関節面の状態の把握が可能である．

85 四肢領域　手根骨 (carpus)
舟状骨骨折 (scaphoid fracture)

Basics
- 手のひらを強く打ち付けたことなどにより，手根骨の橈骨側に位置する舟状骨に生じた骨折
- 撮像は検側挙上で，アイソセンターに配置する
- 手関節を基準にMPRを作成する

疾患

手関節は，橈骨・尺骨と手根骨で構成されており，舟状骨は橈骨側に位置する．スポーツなどの場面で手を強く打ち付けたことなどによって生じることが多い．手根骨はそれぞれ複雑な形状で，その観察にはCTを用いた3次元画像が有効となる．

経過

20歳 男性，スケートボードで転倒 左手をついてから左手関節痛出現．

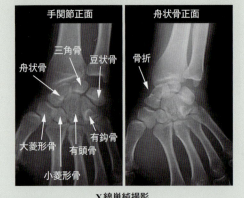

X線単純撮影

CT画像

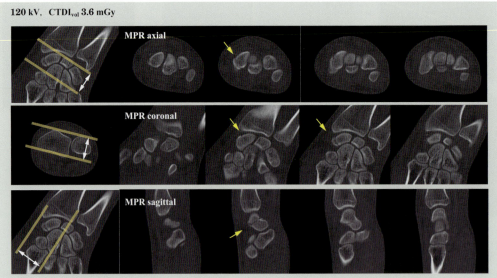

MPR画像（手関節に合わせた角度のMPR画像）

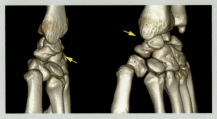

VR画像

手根骨の観察のため，作成は手関節の基準線である橈骨下面に平行な角度を基準線としてMPR画像を作成する．これにより手根骨の解剖学的配置の観察ができ，舟状骨の骨折が観察できる．VR画像でも舟状骨の骨折が明瞭に観察できる．

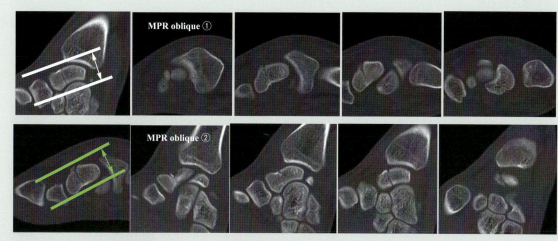

舟状骨長軸方向のMPR画像

観察対象の舟状骨に直交断面（oblique①，②）を作成することで骨折の範囲，ギャップの程度を正確に評価することが可能となる．

撮像

- 撮影体位は検査側挙上，中間位とする．
- フィルタ関数には，骨用の高解像度フィルタ関数を使用し，1 mm以下のスライス厚でオーバーラップ再構成を行い3次元画像処理にてMPR画像，VR画像を作成する．

画像の特徴

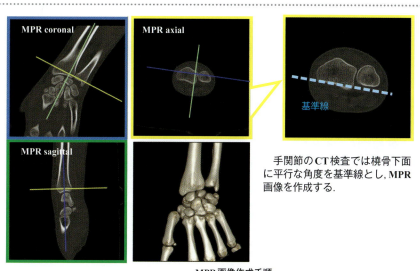

手関節のCT検査では橈骨下面に平行な角度を基準線とし，MPR画像を作成する．

MPR画像作成手順

手関節のMPR作成の場合，手関節付近で橈骨の下面に平行な角度を基準線とし，MPR画像を作成する．手根骨に骨折がある場合には，その骨に対して直交断面を作成することで，より詳細な情報を得ることができる．

四肢領域　手関節（wrist）
橈骨遠位端骨折（distal radius fracture）

Basics
- 手のひらをついて転んだときなど，2本の前腕骨の1つである橈骨が手首のところで折れる骨折
- 撮像は検査側挙上で，アイソセンターに配置する
- 関節面が評価できるように画像を作成する

疾患

手のひらをついて転んだときなど，2本の前腕骨のうちの橈骨の遠位端（手関節部）で生じた骨折．X線単純撮影でX線単純撮影で橈骨遠位端の骨折は観察できるが，骨折による橈骨・尺骨・手根骨に関する骨折の位置・範囲，転位の程度，ギャップ等，治療計画（手術）作成のための骨折型分類にはCT検査によるより詳細な情報が必要となる．

経過

78歳 女性，階段から転落，左手首を打撲．

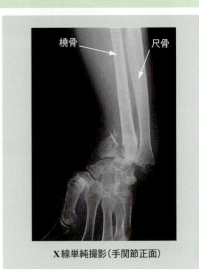

X線単純撮影（手関節正面）

CT画像

橈骨遠位端に骨折があり，MPR sagittal画像で橈骨遠位端関節面が複数個の骨片に割れ，転位している様子が観察でき，バートン骨折に分類される．骨片の転位の程度はいろいろな角度のMPR画像で評価することができる．

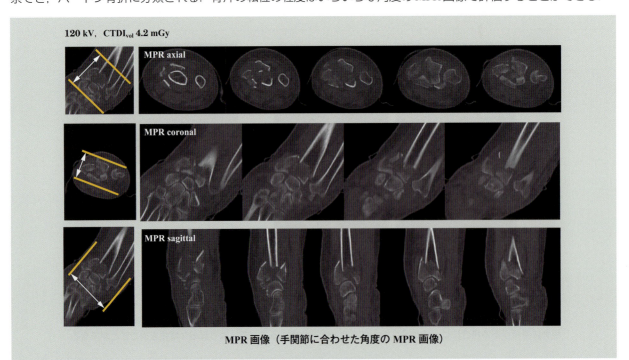

MPR画像（手関節に合わせた角度のMPR画像）

撮像

- 撮影体位は検査側挙上，中間位とする．
- 撮影対象が可能な限りアイソセンターになるようにポジショニングする．
- フィルタ関数には，骨用の高解像度フィルタ関数を使用し，1 mm 以下のスライス厚でオーバーラップ再構成を行い3次元画像処理にてMPR画像，VR画像を作成する．

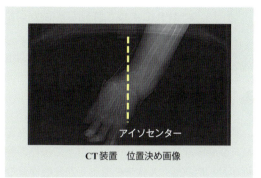

CT装置　位置決め画像

画像の特徴

手関節の骨折分類には骨折が関節面に達しているかどうかが重要となるため，関節を分離し，橈骨・尺骨の関節面の描出が必要となる．さらに骨片の位置・大きさ・転位の程度など詳細な立体的位置関係の把握が重要となるためVR画像では，一定角度ごとの連続回転画像での観察が有効となる．

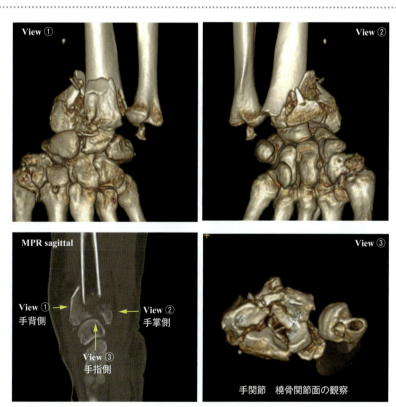

VR画像

View ①：手背側から観察　View ②：手掌側から観察
View ③：手関節を分離し橈骨・尺骨の関節面を観察

87 四肢領域 膝関節 (knee)
膝関節高原骨折 (tibial plateau fracture)

Basics
- 脛骨の関節面に骨折がある状態を高原骨折という
- MPRによって詳細な評価が可能である
- 撮像は，非検側の膝を屈曲し，検側をアイソセンターに配置する
- VRでは，大腿骨を外して，関節面を観察できるようにする

疾患

すねの骨である脛骨の関節面を高原と見立てて名付けられており，交通事故や高所からの転落などによりの脛骨の関節面まで骨折が及んだ病態．X線単純撮影で左側脛骨近位端外顆骨折，腓骨骨折が観察できる．関節面の骨折の状態，骨片の転位の程度を観察する目的でCT検査を行う．

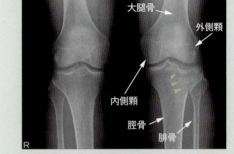

X線単純撮影（膝関節正面）

経過

44歳 男性，自転車走行中左側から転倒．

CT画像

X線単純撮影では脛骨近位（関節面）の骨折の状態の詳細は観察することはできないが，CT撮影によるMPR画像での観察によって関節面の骨折の状態，骨片の転位の有無・程度が評価することができる．

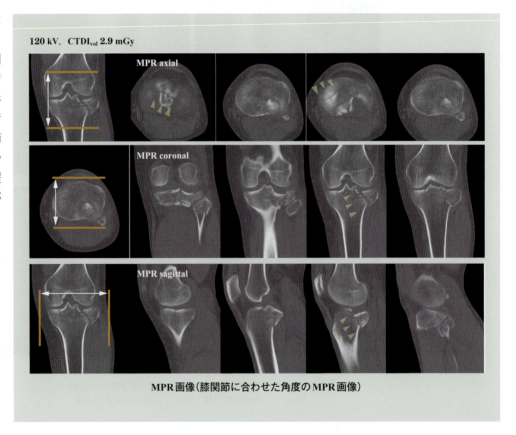

120 kV, CTDI$_{vol}$ 2.9 mGy

MPR画像（膝関節に合わせた角度のMPR画像）

撮像

- 撮影体位は可能なら非検側は膝を抱えた姿勢，検査側はアイソセンター位置で伸展位で固定する．
- フィルタ関数には，骨用の高解像度フィルタ関数を使用し，1 mm以下のスライス厚でオーバーラップ再構成を行い3次元画像処理にてMPR画像，VR画像を作成する．

画像の特徴

MPR画像

膝関節のMPR画像は大腿骨遠位部では内側顆と外側顆を結ぶ線を基準線とし，脛骨では脛骨背側の角度の平行を基準線としMPR画像を作成する．

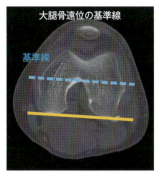
内側顆と外側顆を結ぶ線を基準線

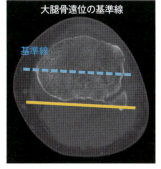
脛骨背面の角度に平行を基準線

膝関節のMPR画像の基準線

MPR作成する場合，スライス厚2mm程度，等間隔の連続画像を基準線に対して多方向で作成することで再現性の高い精密な画像作成が可能となる．MPR画像によって骨折の範囲，転位の程度を正確に評価することが可能となる．

VR画像

VR画像では立体的な観察のために，一定角度の回転画像が重要となる．また高原（プラトー）骨折では関節面の情報が重要となるため，関節を分離し，脛骨近位の関節面を観察できる画像を作成することが必要である．

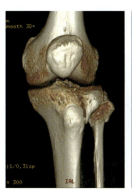
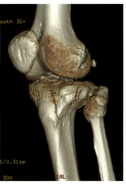
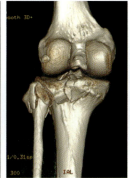
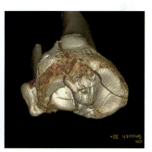
脛骨関節面の観察

VR画像

88 転移性骨腫瘍 (metastatic bone tumor)

Basics
- 転移性骨腫瘍には「造骨型」と「溶骨型」がある
- 造骨型では，転移巣は高吸収に描出される
- 溶骨型では骨条件で骨破壊を，軟部条件で腫瘍を観察する

疾患

骨以外の原発部位の腫瘍が骨格で増殖し二次的に発生した腫瘍を転移性骨腫瘍という．転移性骨腫瘍は溶骨型，造骨型，混合型に分類される．骨転移は躯幹骨（頭蓋骨・脊椎・肋骨・骨盤）に多く，中でも脊椎（特に胸腰椎）に高頻度で発生する．椎体骨転移では椎弓根への病変の浸潤が特徴となる．

転移性骨腫瘍（造骨型）

経過

66歳 女性，肺癌術後，再発化学療法中，経過観察．

CT画像

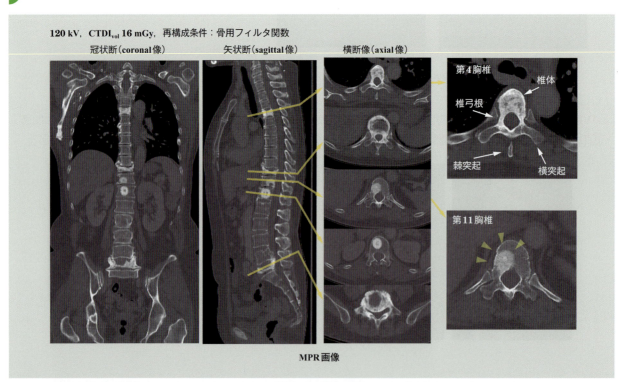

胸腰椎に多発する造骨型の変化を起こした転移巣が高吸収に描出され，CT画像によりコントラストよく観察することが可能となる．多方向からの観察により転移巣の浸潤の範囲，椎体の形状を詳細に評価できる．第4胸椎で椎体から椎弓根に浸潤する様子が観察できる．

転移性骨腫瘍（溶骨型）

経過

76歳 男性，多発肝細胞癌，経過観察中腰痛の増強により精査となった．

画像の特徴

- 撮影条件は骨盤部のようにX線透過率が大きく変化する部位が対象となるため120 kVにてCT-AECを使用することで画質向上と被ばく低減が得られる．
- フィルタ関数には，骨用の高解像度フィルタ関数を使用し，1 mm以下のスライス厚でオーバーラップ再構成を行い，3次元画像処理にてMPR画像，VR画像を作成する．

CT画像

X線単純撮影では微細な溶骨性変化は観察が困難といえる．CT画像で転移性骨腫瘍（溶骨型）を評価するためには詳細な骨構造の描出が必要であり，皮質骨・海綿骨構造の破壊の有無を観察することが重要となる．

骨構造の観察には高い空間分解能が必要となるため高解像度のフィルタ関数（骨用フィルタ関数）の使用が適している．図のように骨用フィルタ関数のMPR画像で皮質骨の破壊や，溶骨性変化による海綿骨構造の破壊が明瞭に観察できる．一方で，溶骨変化により置換した腫瘍の観察には軟部用フィルタ関数での観察が有効となる．椎体後面の皮質が破壊され椎体内部から脊柱管内に伸展する腫瘍（▲）が観察され，軟部用フィルタ関数でのMPR画像により腫瘍が脊柱管内に伸展し脊髄を圧迫する様子が観察できる．観察対象・目的に合わせて再構成関数を選択し画像作成することが重要となる．

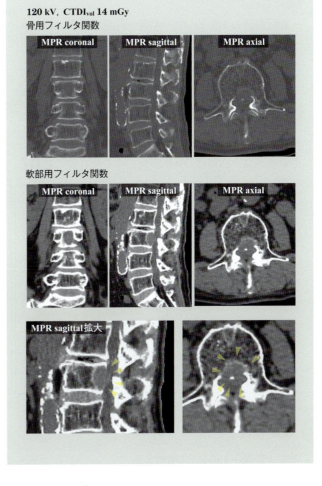

89 CT血管造影（computed tomography angiography）の概要

Basics
- ヨード造影剤を静脈から急速投与し，血管内のCT値が上昇したタイミングで撮像する
- 撮像タイミング，撮像時間，造影剤の投与方法が重要となる
- 通常の横断（axial）画像だけでなく，MPR画像，VR画像などが用いられる

血管系のCT検査では，疾患の鑑別だけでなく，術式を決定するための術前精査で行われることも多く，血管径や長さの計測および屈曲や分枝血管，側副血行路など目的とする内容を理解して行う必要がある．

血管の構造

動脈（artery）
- 動脈の壁は3層（内膜・中膜・外膜）構造．
- 筋層である中膜が厚く，弾力性に富む．
- 心拍動により，拡張・収縮する．

静脈（vein）
- 静脈の壁も3層（内膜・中膜・外膜）構造．
- 動脈と比較して壁が薄く，内腔が広い．
- 血液の逆流を防ぐ，静脈弁が存在する．

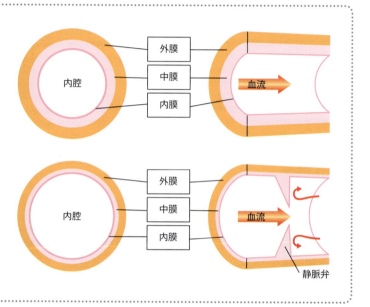

血管疾患は，血管壁の病的変化により引き起こされる．

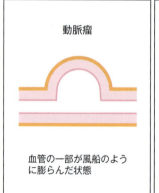

動脈瘤：血管の一部が風船のように膨らんだ状態

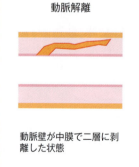

動脈解離：動脈壁が中膜で二層に剥離した状態

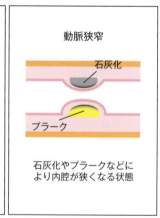

動脈狭窄：石灰化やプラークなどにより内腔が狭くなる状態

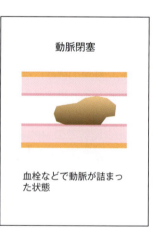

動脈閉塞：血栓などで動脈が詰まった状態

撮像条件

- 通常は管電圧120 kVで撮影する．
- $CTDI_{vol}$は10〜25 mGy程度．CT-AEC使用．

最近では，被ばく低減や造影剤量を低減する目的で管電圧80〜100 kVで撮影する低管電圧撮影も行われている．

管電圧を下げることで造影効果が上昇するため，CNR（contrast-to-noise ratio）（5章㉑参照）を担保しながら線量や造影剤量を低減できる．

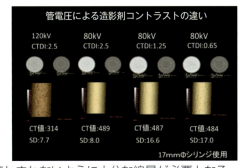

CNRが十分に担保されている場合，VRによる大血管評価のみであれば，低線量でも評価可能になる．ただし，MPRによる評価や，末梢の細い血管（＜1 mm）を目的とする場合には，画像ノイズに埋もれてしまわないように十分な線量が必要となる．

逐次近似応用再構成法では解像度を保ったまま，画像ノイズを低減することが出来，血管のVR用に用いられることがある．

▶ **造影条件** 目標とする血管内のCT値250 HU程度以上となるように造影剤量，注入スピードを調整する．

▶ **表示条件（例）**

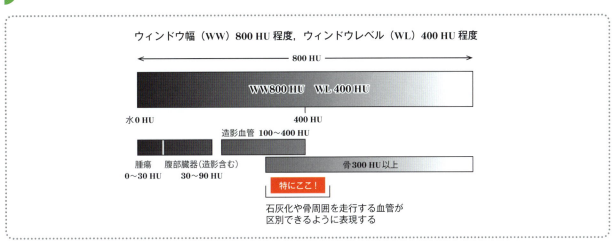

血管におけるCT値と表示条件

石灰化や骨周囲を走行する血管が区別できるようにする場合にはウィンドウ幅（WW）は広く，ウィンドウレベル（WL）は高く設定する．また，造影効果には心機能などでバラつきが生じるため，WW/WLは微調整が必要である．

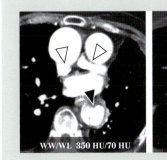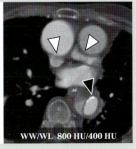

左の画像は通常縦隔で使用する表示条件である（WW/WL 350 HU/70 HU）．
石灰化と血管が区別できていない（▲）．
血管壁の境界も不明瞭である（△）．
WWを広げ，WLも上げることで右の画像では石灰化や血管壁が明瞭に描出されている．

大動脈解離

90 脳動脈瘤 (cerebral aneurysm)

Basics
- 脳動脈の壁の一部が風船のようにふくらんだ状態であり，それが破裂した脳動脈瘤破裂はクモ膜下出血の原因として最も多い
- 動脈瘤が小さい場合は症状が無いこと（無症候性）が多く，脳ドックなどで偶然発見される場合がある
- 瘤が大きくなってくると様々な神経症状が現れてくる
- 動脈瘤の部位，大きさ，形状はVRによる観察が有用

経過

76歳女性．過去に脳底動脈（basilar artery）と上小脳動脈（superior cerebellar artery）の分岐部（BA-SCA）に動脈瘤の既往があり，クリッピング術が施行されている．今回，持続する頭痛があったため単純CT検査を施行したところ，右の内頸動脈（internal carotid artery）と後交通動脈（posterior communicating artery）の分岐部（IC-PC）に動脈瘤が疑われる腫瘤が確認されたため，造影CTが追加された．

画像

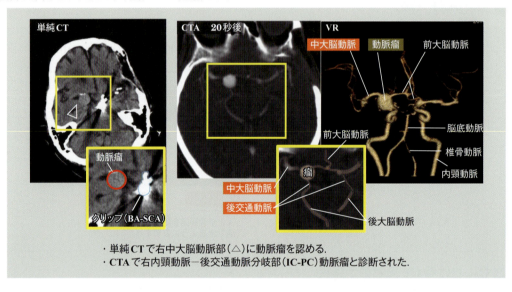

- 単純CTで右中大脳動脈部（△）に動脈瘤を認める．
- CTAで右内頸動脈-後交通動脈分岐部（IC-PC）動脈瘤と診断された．

撮像

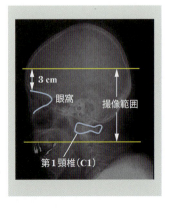

- 撮像範囲　第1頸椎（C1）〜眼窩上3 cmまでは必ず含める．
  脳動脈瘤の好発部位であるウィリス動脈輪が含まれるようにする．
- 撮像は注入後20秒程度，撮影時間は5秒程度を目標にする．
  出血症例では，造影到達が遅延することもあるため，ボーラストラッキング法（9章 40参照）等を用いて，造影剤が到達していることを確認してから撮像を開始する．

管電圧　100〜120 kV，管電流　CT-AEC使用
撮影スライス厚　1 mm以下，再構成スライス厚　装置最薄厚
$CTDI_{vol}$　20〜40 mGy

画像の特徴

VRで観察されることが多い．脳血管は非常に細いので，VR作成時には細い血管が描出されるような閾値の設定をするように注意が必要．

> **VR画像作成時はウイリス動脈輪周囲をまず観察**
> - ウイリス動脈輪（Willis）は脳底部にある脳血管で構成される輪のような構造．
> - 脳動脈瘤の90％がウイリス動脈輪前半部に形成される．
> - 好発部位は前交通動脈 約30％，内頸－後交通動脈分岐 約25％，中大脳動脈 約15％で，全体の約70％近くを占める．
>
>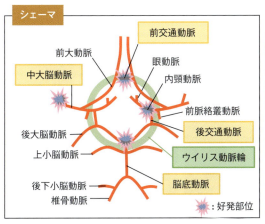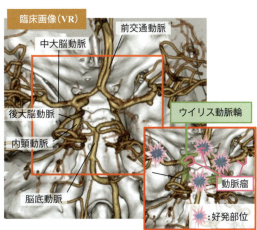
>
> 脳動脈瘤が認められた場合，他の部位でも動脈瘤が存在している可能性がある（約20％）．
> そのため，他の好発部位に関しても画像を追加して作成する．
> 好発部位が観察しやすい方向の作成方法を予め決めておくと良い．

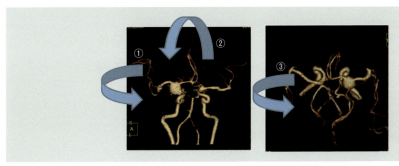

画像作成の例
① 正面から見て水平に1回転．
② 正面から見て上下に1回転．
③ 上から見て左右に1回転．

疾患について

- 脳血管壁の一部が脆弱化して膨隆し，それが破裂した病態．遺伝的要因と環境要因（喫煙，高血圧，大量飲酒など）がある．
- 40～60歳に多く，女性に多い（男：女＝1：5）と言われている．
- 脳ドック（MRI）の普及により，症状のない（無症候性脳動脈瘤）患者が発見されるケースが多くなっている．
- 治療には，クリッピング術・コイル塞栓術がある．

91 大動脈解離 (aortic dissection)

Basics
- 大動脈壁の中膜がある長さで二層に剥離した状態で，突然の胸〜腰背部の激痛が特徴
- 病型分類や大動脈分枝動脈の狭窄/閉塞所見が重要
- 血管内の血流評価を行うためダイナミック撮像を行う
- MPRを用いることで解離している部位や範囲を観察する

経過

79才男性．深夜突然の背部痛を発症し，朝になっても痛みが引かず救急受診した．CT検査で偽腔開存型 Stanford B の大動脈解離の診断となり，緊急入院となった．

画像

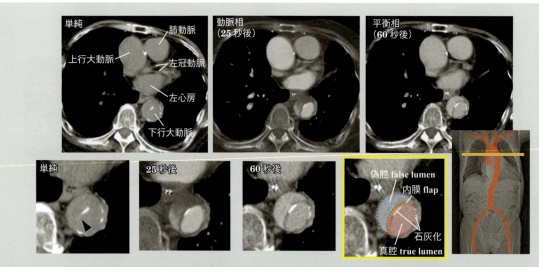

- 単純CT画像上，大動脈腔内に石灰化を認める．【単純CTで重要な所見▲部】
- 動脈相では，本来の血管腔である真腔（true lumen）が造影剤により強く濃染されている．解離腔である偽腔（false lumen）にも一部，造影剤の流入が見られる．
- 平衡相では，真腔と偽腔の造影効果が同等であり，偽腔開存型の大動脈解離と診断された．

撮像

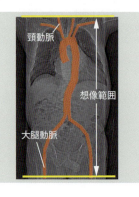

- 撮像範囲　鎖骨やや上〜足の付け根少し下まで撮像する．
（頸動脈〜大腿動脈まで観察できるように）
- 撮像は，単純・動脈相・平衡相のダイナミック撮像を行う．
- 撮像時間は，10秒程度が望ましい（上行大動脈拍動による動きのアーチファクトを軽減するため）．

> 管電圧　80〜120 kV，管電流　CT-AEC使用
> 撮影スライス厚　1 mm以下，再構成スライス厚　3 mm程度
> $CTDI_{vol}$　15 mGy（単純），10 mGy（動脈相），15 mGy（平衡相）

画像の特徴

MPRで大動脈の走行に沿った，斜断面（oblique）や冠状断面（coronal）矢状断面（sagittal）を作成することで病変部の観察に有用である．

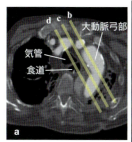
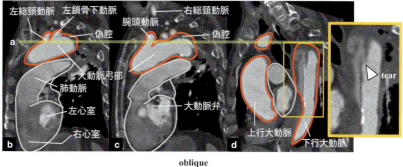

斜断面は大動脈弓部の走行に合わせて作成する．亀裂部（tear △）が観察できる．
解離腔の進展範囲/方向を把握するため冠状断面（coronal），矢状断面（sagittal）も作成する．

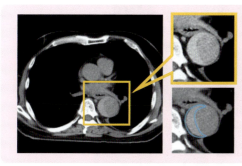

《石灰化以外で単純CTから大動脈解離を疑う画像所見》

大動脈内に三日月型の高吸収域が見られる．
これは，偽腔（解離腔）内の血液が血栓化したため吸収値が高くなった結果，画像として描出されている．
このような画像は，閉塞型の急性大動脈解離にみられる．血液が血栓・血腫化した直後から2週間程度はCT値は高値を示す．その後は徐々に低下していき，血液と同等のCT値を経過しさらに低下し，最終的には水と同程度のCT値となる．

疾患について

- 大動脈解離とは，「大動脈壁が中膜のレベルで二層に剥離し，大動脈の走行に沿ってある長さを持ち二腔になった状態」をいう．
- 本来の大動脈内腔を真腔（true lumen），内膜下で解離した腔を偽腔（false lumen）という．
- 病型分類として，De-Bakey分類/Stanford分類がある．
- De-BakeyⅠ，SatanfordAの場合や大動脈分枝動脈の狭窄/閉塞によって臓器虚血をきたしている場合は緊急手術となる．

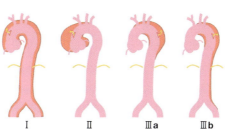
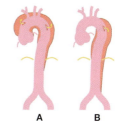

De-Bakey分類
解離腔への入口部（entry）の場所と，腹部への進展で分類

Stanford分類
解離腔が存在する場所で分類

大動脈解離の病型分類

92 大動脈瘤 (aortic aneurysm)
胸部大動脈瘤 (thoracic aortic aneurysm：TAA)
腹部大動脈瘤 (abdominal aortic aneurysm：AAA)

Basics
- 動脈硬化が原因で，胸部大動脈あるいは腹部大動脈の径が拡大し，こぶ状になった病態
- 腹痛，腰痛，消化器症状や拍動性腹部腫瘤で発見される事が多い
- 突然の胸〜腰部の激痛加えて，貧血やショック状態であれば破裂が疑われる
- 大きさや部位により手術方法・予後が異なるためMPRやVRでの観察が有用

経過

76歳男性．腹部CTで腹部大動脈瘤を指摘されており，経過観察されていた．定期的なCT検査で若干の拡大傾向を認め，手術を希望されたため入院，手術となった．

画像

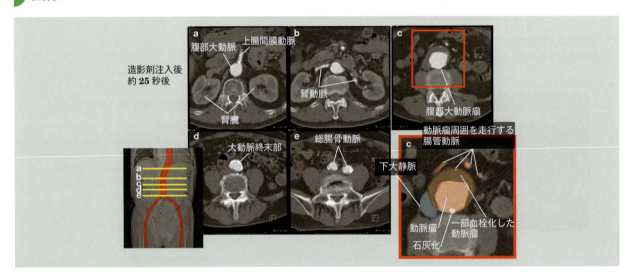

撮像

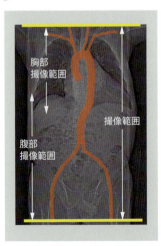

- 撮像範囲　鎖骨やや上〜足の付け根少し下まで撮像する．
- 経過観察の撮像では部分的な場合もある．
  胸部大動脈瘤→鎖骨やや上〜横隔膜まで
  腹部大動脈瘤→横隔膜〜足の付け根少し下まで
- 撮像は，単純・動脈相撮像を行う．術後には遅延相も撮像する．
  経過観察の場合，単純を省略することもある．
- 撮像時間は，10秒程度が望ましい．
  （胸部での上行大動脈拍動の動きによるアーチファクトを軽減のため）

管電圧　80〜120 kV，管電流　CT-AEC使用
撮影スライス厚　1 mm以下，再構成スライス厚　3 mm程度
$CTDI_{vol}$　約15 mGy（単純），約10 mGy（動脈相）

画像の特徴

- 胸部大動脈では斜断面（oblique）画像，腹部大動脈では冠状断（coronal）画像が病態の把握に有用である．
- VR 上に計測値を表示し手術計画などを行う．

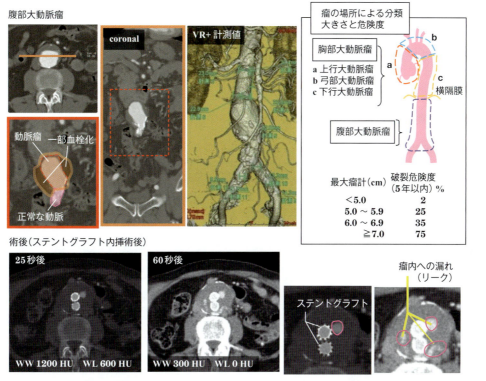

動脈瘤の術後では，様々な原因で瘤内への血液の漏れ（リーク）が発生する場合がある．CTA で漏れが確認できる場合や，遅延相で初めて確認できる場合もある．
上記画像では 25 秒後で瘤の左側にリークが認められた．さらに 60 秒後の画像では瘤の右側にも淡い高吸収としてリークが追加で確認された．
漏れが少量の場合，CTA の時相やウィンドウ幅（WW），ウィンドウレベル（WL）では確認が困難なこともあるため，遅延撮像を行い，通常の腹部条件で表示する．

疾患について

- 高血圧，喫煙，糖尿病，高脂血症，肥満などにより動脈硬化が進んだことが原因で，胸部大動脈あるいは腹部大動脈の径が拡大し，こぶ状になった病態．
- 瘤の発生部位により，手術方法・予後が異なる．
- 瘤の最大径が 5 cm を超えると破裂の危険が増大する．
- 胸部大動脈瘤が全体の約 1/3，腹部大動脈瘤が約 2/3 を占める．
- 内科的治療では血圧管理，血管内治療ではステントグラフト内挿術，外科的治療では人工血管置換術やパッチ縫合術などがある．
- MPR で冠状断や血管の走行に沿った斜位断，VR を作成して瘤の大きさ，形状，血管との位置関係の観察や計測を行う．

93 急性腸間膜動脈閉塞症（acute mesenteric artery occlusion）

Basics
- 腸間膜動脈に急性閉塞が生じることで発症し，腸管壊死，腹膜炎，敗血症に至る
- 症状は突然の強い腹痛，嘔吐，悪心などがある
- 心房細動（AF）などの心原性血栓や，動脈硬化からの血栓症，動脈解離などが原因となる

経過

胃がんで化学療法中の72歳女性．

入院中に嘔吐を伴う，突然の腹痛にて腹部造影CTを施行．動脈相において上腸間膜動脈（SMA）で造影欠損が認められた．腸管の虚血は認められなかった．

画像

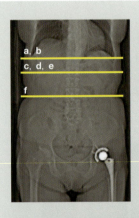
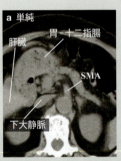
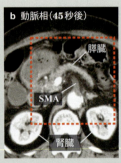
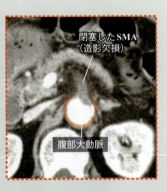
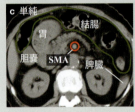
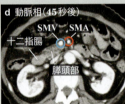
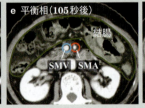
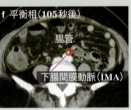

- a, b．単純では異常は認められず，動脈相で上腸間膜動脈（SMA）起始部が造影されていないことで血管が閉塞していると確認できる．
- d, e．閉塞の末梢側では血流が確認できることから，腹腔動脈を介しての側副路血流があると考えられる．
- e, f．側副血行路により，腸管の血流がかろうじて保たれており，欠損（虚血）は確認できない．
- d, e．SMAの右側に上腸間膜静脈（SMV）を認める．腸管に虚血が起きるとSMVは虚脱してSMAよりも小さくなることがある．本症例はSMAよりもSMVは大きいため腸管の血流は保たれている．

撮像

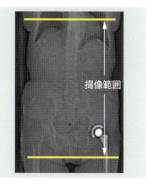

- 撮像範囲は，腹部検査と同様に横隔膜〜恥骨結合まで十分に含める．
- 単純，腸管動脈相（約45秒程度），平衡相（約105秒後）のダイナミック撮像を行い，腸管浮腫性変化，血栓の存在，腸管虚血の有無などを確認する．

```
管電圧　120 kV，管電流　CT-AEC 使用
撮影スライス厚　1 mm 以下，再構成スライス厚　3〜5 mm 程度
CTDI_vol　約10〜15 mGy（単純，動脈相，平衡相）
```

画像の特徴

- 薄いスライス厚（2〜3 mm）のMIP画像，MPR，VRなどによる多方向から観察が有用．
- 腸管の虚血範囲や部位も重要な情報．

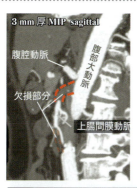
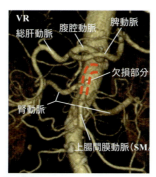
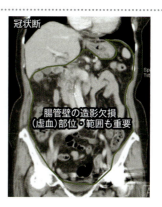
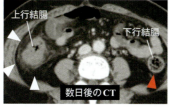

数日後のCTでは，上行結腸で浮腫性の変化と腸管壁の造影低下がみられる．下行結腸と比較するとわかりやすい．

疾患について

- 血栓症（心房の血の塊がはがれて血液の流れにのって血管を詰まらせる）や塞栓症（動脈硬化のために動脈壁内側が崩れて詰まる）によって腸間膜動脈が閉塞することで発症する．
- 腸間膜閉塞症は死亡率が高く，予後不良な疾患である．
- 早期の血栓溶解や血管拡張，開腹手術が行われる．
- 腸間膜動脈が閉塞するものを「急性腸間膜動脈閉塞症」，閉塞していないが内腔が狭窄して症状を呈するものを「腹部アンギナ（慢性腸間膜虚血）」という．
- MPRやMIP，VRで表示することで閉塞の部位，範囲を観察し，横断像や冠状断像で腸管虚血を確認する．

94 閉塞性動脈硬化症（arteriosclerosis obliterans：ASO）

Basics
- 主に下肢動脈が動脈硬化により狭窄または閉塞した病態．痛みを伴う歩行障害が起きることが多い
- 慢性の場合比較的ゆるやかに進行するため側副血行路が発達しやすい
- 進行すると，皮膚潰瘍を形成し悪化すると組織の一部が壊死に至る

経過

72歳，男性．数十メートル歩くだけで足が重くなり，少し休むと歩けるが，また歩くとすぐ重くなる（間欠跛行）．ABI（足関節/上腕血圧比）で右：0.4，左：1.07で右下肢の閉塞性動脈硬化症を疑われ，造影CT検査が施行された．

画像

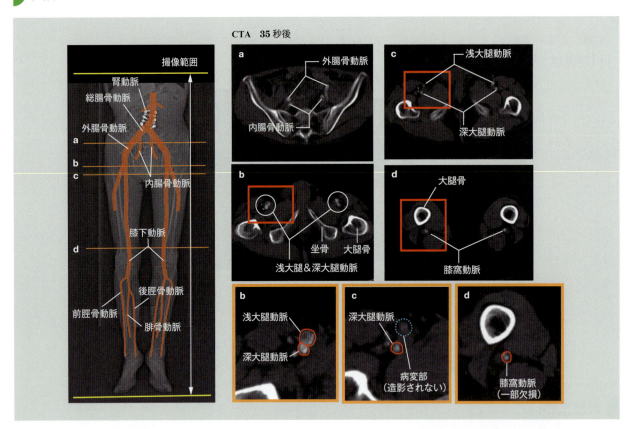

下肢CTAで右浅大腿動脈分岐直後の狭窄と診断とされた．病変部よりも末梢が造影されているため側副血行路を介して，血流は保たれている．病変部の血管内腔に若干の造影効果が見られるため完全閉塞ではなく99％狭窄であると考えられる．

撮像

- 撮像範囲：横隔膜（腎動脈分岐部）〜足先まで含める．大動脈終末部から両側総腸骨が閉塞する疾患もあるため（ルリッシュ症候群：Leriche syndrome）この疾患が強く疑われる場合は，胸部から撮像することもある．
- 撮影は注入後35秒程度から撮影時間は30〜40秒程度かけてゆっくり撮像する．
- 造影剤を追い越して撮像してしまった場合に備えて足先から膝窩まで折り返し撮像できるようにしておく．閉塞疾患の場合，末梢の血流は側副血行路を介することで，正常な血流よりかなり遅く造影されてくることもあるため，ゆっくりとした撮像を行う．

管電圧　100〜120 kV，管電流　CT-AEC使用
撮影スライス厚　2 mm以下，再構成スライス厚　1.5 mm程度　CTDI$_{vol}$　10〜20 mGy
末梢の血管を描出するため，十分な造影剤量が必要になる．

画像の特徴

- MIPでは奥行きがわからないので立体的な情報には乏しいが，石灰化の分布がよくわかる．
- 一方VRでは血管の立体的な形態がよくわかるが，血管内腔の情報は得られない．
- 血管計測ソフトで，手術手技や使用するステントなどをシミュレーションできる．

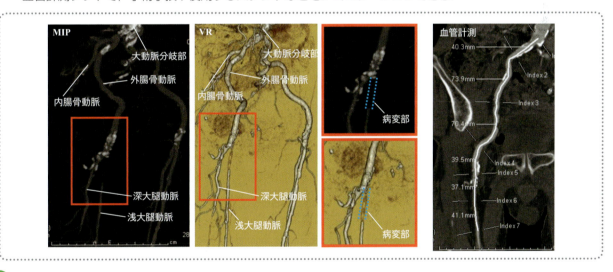

疾患について

- 主に下肢の動脈硬化にともなう石灰化やプラークにより狭窄または閉塞を来した血管疾患．
- 動脈硬化に伴い石灰化やプラークが血管を閉塞させる．
- 50歳以上の男性に多く，間欠跛行を主訴とする場合が多い．
  　間欠跛行……歩行を続けると，下肢の痛みと疲労感が強くなるが，少し休むと再び歩けるようになる状態．
- 進行すると安静時疼痛や壊死となり，下肢切断（amputation：アンプタ）となる．
- 短い病変では，経皮的血管形成術（percutaneous transluminal angioplasty：PTA）が，長い病変では，人工血管バイパス術や血栓内膜剥離術が施行される．

Index

数字

1/10値幅	46, 48
2管球方式	12
2次元グリッド	11
2次元散乱線除去格子	33
2次元フーリエ変換	41
2層検出器方式	12
3次元CT画像	26
180度補間再構成法	9
360度補間再構成法	9

A

air bronchogram	116
artifact	32
ASO	190
axial面	6

B

Bankart-lesion	168
beam hardening	33
beam shaping filter	4
bowtie filter	4

C

Closed loop	143
CNR	43
contrast-to-noise ratio	43
coronal	26
CPR	27
CSF	96
CT perfusion	90, 91
CTA	180, 187, 190
CT-AEC	64, 74, 75
CTAP	84
CTDI	40, 58
$CTDI_{vol}$	59
CTHA	85
CTガイド下生検	89
CT値	6, 14, 39
CT透視	88
curved planar reformation	27

D

DAS	2
De-Bakey分類	185
DFOV	6, 44
DICOM規格	7
display field of view	6
DRL	62, 63
dual-layer	12, 92
dual-source CT	12, 92
dural tail sign	109

E

early CT sign	103
EDH	106

F

Fast kV Switching	12, 92
FBP	20, 70
Feldkamp	11, 23
figure of merit	43
Fill-in	130
FOM	43
free air	148
full width at half maximum	46
full width at tenth maximum	46
FWHM	46, 48
FWTM	46, 48

G

gantry	2
GGN	125
glioma	110

H

HCC	128
helical scan	8
Hill-Sacs lesion	168
Hounsfield	13
Hounsfield Unit	14
HRCT	114
HU	6
hyperdense MCA sign	103

I

IMA	151, 188
increment	7
IR	24
isotropic	26, 30
iterative reconstruction	24
IVR-CT	86, 87

J

JIS	39
JIS Z-4923ファントム	40

M

mAs	69
material density image	92
maximum intensity projection	27
MBIR	25
MDCT	10
midline shift	104, 106, 110
MIP	27
modulation transfer function	45
MPR	26
MSCT	10
MTF	45
multi-detector row CT	10
multi-planar reformation	26
multi-slice CT	10

N

noise power spectrum	41
NPS	41

O

oblique	26
OM Line	96
opacity	29
opacity曲線	29
OPLL	156
orbitomeatal line	96
over-scanning	34
OYL	156

P

partial volume effect	32
point spread function	45
projection	27
prospective ECG gating	49, 94
PSF	45
PTE	122

R

Radon	13
raw data	21
region of interest	39
retrospective ECG gating	94
RLフィルタ	20
ROI	39
rotate-rotate方式	13

S

sagittal	26
SAH	98
scan diagram	9
SD	40
SDH	104
section sensitivity profile	46
SFOV	6
sinogram	5
SMA	132, 134, 137, 138, 151, 188
SMV	188
spiral scan	8
SSP	46
standard deviation	40
Stanford 分類	185

T

TEC	82
temporal sensitivity profile	48
time-enhancement curve	82
translate-rotate 方式	13
transverse 面	6
TSP	48

V

virtual monochromatic image	92
virtual non-contrast image	93
VNC	93
volume rendering	28
voxel	7
VR	28
VR 画像	31

W

window center	16
window level	16
window width	16

X

X 線エネルギー	14
X 線質	33
X 線出力	35

あ

アイソトロピック	26
アキシャル画像	26
アキシャル面	6
アクティブコリメータ	65
アーチファクト	32〜37
アーチファクト補正	24
アミラーゼ	132
アンダーシュート	71

い

イレウス	142, 149, 151
陰影処理	28
インクリメント	7, 47
インジェクタ	78, 80
インパルス信号	48
隠面消去処理	28

う

ウイリス動脈輪	183
ウィンドウ機能	16
ウィンドウセンター	16
ウィンドウ幅	16
ウィンドウレベル	16
ウィンドミルアーチファクト	23
受入試験	51

え

エッジグラディエント効果	36
円筒容器	38

お

黄疸	134
横断面	6
オーバーシュート	71
重み付け加算	23

か

回転速度	49, 69
拡散反射	28
拡大再構成	7
画質評価	38
下肢静脈	122
画像再構成間隔	7
仮想単色 X 線画像	93
画像データ	21
下腸間膜動脈	151, 188
カッピング	33, 39
カラースケール	29
眼窩耳孔線	96
間欠跛行	191
肝細胞がん	128, 131
肝実質	129
冠状断面	26
関節窩骨折	168
感染予防	52
管電圧	12, 15, 68, 92
管電圧スイッチング方式	12, 92
管電流	68, 69, 74
管電流時間積	69
肝動脈	129
ガントリ	2

き

気管支肺炎	117
気胸	118
偽腔	184
逆投影	19
吸収線量	54
急性期脳梗塞	90
胸椎黄色靱帯骨化症	156
胸椎後縦靱帯骨化症	156
鏡面反射	28
局所血流解析	90
曲面抽出	27
虚血性心疾患	91
均一性	39
近似的 3 次元再構成法	11, 23
金属アーチファクト	34
金属球	46, 48
金属ワイヤ	45
緊張性気胸	119

く

空間周波数	41
空間分解能	30, 44〜47
くも膜下腔	98
くも膜下出血	98
くも膜嚢胞	111
繰り返しパターンファントム	44
グレイレベルグラディエント法	28
黒レベル	16

け

頸椎後縦靱帯骨化症	154
頸椎脱臼骨折	162
経動脈 CT アンギオグラフィ	84
頸部骨折	166
血管外漏出	80
血管腫	130

血管性 IVR-CT ……………………… 87
ゲッタ ……………………………… 35
検出器素子 ………………………… 35

こ

高解像度フィルタ関数 …………… 21
高吸収物質 ………………………… 37
高分解能 CT ……………………… 114
硬膜外血腫 ……………………… 106
硬膜下血腫 ……………………… 104
絞扼性イレウス ………………… 142
固体検出器素子 …………………… 4
コリメータ ………………………… 4
コーン角 ……………………… 11, 23, 37
コーン角アーチファクト ……… 11, 37
コントラスト ……………………… 42
コントラスト-ノイズ比 ………… 43

さ

再構成 ………………………… 18〜25
再構成アルゴリズム ……………… 49
再構成カーネル …………………… 21
再構成間隔 ……………………… 30, 47
サイノグラム ……………………… 5
散乱線除去 ……………………… 4, 33
散乱線除去格子 ………………… 4, 33

し

時間感度分布 ……………………… 48
時間—造影効果曲線 ……………… 82
時間分解能 …………………… 48, 49
始業点検 …………………………… 50
視床 …………………………… 96, 100
矢状断面 …………………………… 26
実効スライス厚 …………………… 46
実効線量 …………………………… 55
視点 ………………………………… 27
自動露出制御機構 ……………… 64, 74
脂肪腫 …………………………… 110
斜断面 ……………………………… 26
斜平面 ……………………………… 23
シャワー状アーチファクト ……… 35
縦隔 ……………………………… 112
終業点検 …………………………… 51
消化管穿孔 ……………………… 148
小細胞がん ……………………… 124
照射線量 …………………………… 54
上腸間膜静脈 …………………… 188

上腸間膜動脈 ………… 134, 151, 186, 188
静脈投与 …………………………… 76
上腕骨外顆骨折 ………………… 170
シリンジ …………………………… 76
白レベル …………………………… 16
心位相 …………………………… 49, 95
真腔 ……………………………… 184
神経膠腫 ………………………… 110
心臓 CT ………………………… 49, 94
心臓 CT 検査 …………………… 94
診断参考レベル …………………… 62
心タンポナーデ ………………… 120
心電図同期撮影 ………………… 94
浸透圧 ……………………………… 77
心嚢水 …………………………… 120
心嚢ドレナージ ………………… 120
心膜 ……………………………… 121

す

膵炎 ……………………………… 132
膵癌 ……………………………… 134
水腎症 …………………………… 147
髄膜 ……………………………… 109
髄膜腫 …………………………… 108
スキャン …………………………… 2
スキャン速度 ……………………… 49
ストリークアーチファクト ……… 34
スパイラルスキャン ……………… 8
スピキュラ ……………………… 124
スライス厚 ………… 10, 30, 32, 46, 47
スライス感度分布 ………………… 46
スライス面 ………………………… 44
すりガラス影 ……………… 116, 124

せ

正中偏位 …………………… 104, 106, 110
精度管理 …………………………… 50
性能指数 …………………………… 43
脊髄 …………………………… 154, 156, 161
脊柱管 ………………… 154, 156, 161, 163
腺癌 ……………………………… 125
線形補間 …………………………… 9
線減弱係数 ………………… 14, 15, 68
舟状骨骨折 ……………………… 172
穿通枝 …………………………… 100
線量分布 ……………………… 56, 57

そ

造影剤 ………………………… 35, 53, 76
造影剤モニタリング法 …………… 83
造影不良域 ……………………… 132
鼠径ヘルニア …………………… 144
操作コンソール …………………… 3

た

第1世代 …………………………… 13
第2世代 …………………………… 13
第3世代 …………………………… 13
体軸方向 …………………………… 46
対側損傷 ………………………… 107
大腸がん ………………………… 150
体動アーチファクト ……………… 34
大動脈解離 ……………………… 184
大動脈瘤 ………………………… 186
ダイナミック撮影 ………………… 81
ダグラス窩 ……………………… 140
胆管結石 ………………………… 136
単純逆投影法 ……………………… 19
淡蒼球 …………………………… 101
胆嚢炎 …………………………… 138

ち

逐次近似応用型再構成法 ………… 24
逐次近似再構成法 ………………… 24
逐次近似法 ………………………… 18
中硬膜動脈 ……………………… 107
虫垂炎 …………………………… 140
注入時間固定法 …………………… 82
腸間膜動脈閉塞症 ……………… 188
腸閉塞 …………………………… 142
直撃損傷 ………………………… 106

て

低コントラスト検出能 …………… 42
低コントラスト分解能 …………… 42
低線量 ……………………………… 36
ディテクタコリメーション ……… 10
定量的指標 ………………………… 38
テストインジェクション法 ……… 83
デュアルエネルギー CT ……… 12, 92
転移性骨腫瘍 …………………… 178
転移性脳腫瘍 …………………… 111
展開図 …………………………… 9, 22
点広がり関数 ……………………… 45

と

投影 ………………………………… 18, 19, 27
投影切断面定理 ……………………………… 13
投影データ ……………………………… 5, 18, 19
橈骨遠位端骨折 ……………………………… 174
動静脈奇形 ……………………………… 110
等方位性 ……………………………… 26, 30
動脈相 ……………………………… 81

な

生データ ……………………………… 21, 43
軟部組織 ……………………………… 15

に

二次小葉 ……………………………… 115
日本工業規格 ……………………………… 39
尿管結石 ……………………………… 146

の

ノイズ ……………………………… 31, 40, 41, 74
ノイズ低減 ……………………………… 24
ノイズパワースペクトル ……………………………… 41
脳梗塞 ……………………………… 102
脳出血 ……………………………… 100
脳腫瘍 ……………………………… 110
脳脊髄液 ……………………………… 96, 98
脳動脈瘤 ……………………………… 98, 182
野口分類 ……………………………… 125
ノンヘリカルスキャン ……………………………… 8, 47

は

肺炎 ……………………………… 116
肺がん ……………………………… 124
肺血栓塞栓症 ……………………………… 122
肺動脈 ……………………………… 122
肺胞性肺炎 ……………………………… 117
肺野 ……………………………… 112, 114
パーシャルボリューム効果 ……………………………… 30, 32, 46
バーパターン ……………………………… 44
ハーフスキャン ……………………………… 5
半値幅 ……………………………… 46, 48

ひ

被殻 ……………………………… 96, 100
ピクセルサイズ ……………………………… 6
非血管性IVR-CT ……………………………… 87
膝関節高原骨折 ……………………………… 176
微小球体ファントム ……………………………… 46
非小細胞がん ……………………………… 124
ビーズファントム ……………………………… 46
非線形画像処理 ……………………………… 36
ピッチファクタ ……………………………… 8, 10, 49, 72, 73
被ばく線量 ……………………………… 60
被ばく線量低減 ……………………………… 24
ビームハードニング ……………………………… 33, 39
ビーム幅 ……………………………… 8, 72
表示輝度 ……………………………… 16
表示コントラスト ……………………………… 16
標準フィルタ関数 ……………………………… 21
標準偏差 ……………………………… 39, 40
品質管理 ……………………………… 38

ふ

ファータ乳頭 ……………………………… 137
ファン角 ……………………………… 5
ファントム ……………………………… 38, 39, 50
フィルタカーネル ……………………………… 20
フィルタ関数 ……………………………… 20, 21, 31, 41, 43, 44, 70, 71
フィルタバックプロジェクション法 ……………………………… 20
フィルタ補正逆投影法 ……………………………… 70
副作用 ……………………………… 53, 79
腹水 ……………………………… 140
腹腔動脈 ……………………………… 135, 189
物質弁別 ……………………………… 12, 92
物質密度画像 ……………………………… 93
不透明度 ……………………………… 29
部分体積効果 ……………………………… 32, 114
不変性試験 ……………………………… 51
ブラ・ブレブ ……………………………… 118
プリセット機能 ……………………………… 16
糞石 ……………………………… 140

へ

平均CT値 ……………………………… 39
平衡相 ……………………………… 81
閉塞性動脈硬化症 ……………………………… 190
ヘリカルアーチファクト ……………………………… 10, 23, 37, 73
ヘリカルスキャン ……………………………… 8
ヘリカルピッチ ……………………………… 8
ヘリカル補間再構成法 ……………………………… 11, 22

ほ

ボウタイフィルタ ……………………………… 4
ボクセル ……………………………… 7
ボーラストラッキング法 ……………………………… 83
ボリュームデータ ……………………………… 26
ボリュームレンダリング ……………………………… 28

ま

マイクロコインファントム ……………………………… 46
マトリクス数 ……………………………… 6
マルチスライスCT ……………………………… 10, 11
マルチセグメント再構成 ……………………………… 95

み

ミエログラフィ ……………………………… 156, 160
水ファントム ……………………………… 39

め

メタルアーチファクト ……………………………… 34

も

モーションアーチファクト ……………………………… 34, 49, 73
門脈 ……………………………… 129, 149
門脈相 ……………………………… 81, 128, 130

や

ヤスリ状アーチファクト ……………………………… 36

よ

ヨウ素 ……………………………… 76
腰椎すべり症 ……………………………… 160
腰椎破裂骨折 ……………………………… 164
腰椎分離症 ……………………………… 158
ヨードマップ ……………………………… 12
ヨード量 ……………………………… 80

ら

ラドンの定理 ……………………………… 19
ランバートの余弦則 ……………………………… 28

り

リアルタイム再構成技術 ……………………………… 89
リスク ……………………………… 61
立体感 ……………………………… 28
リングアーチファクト ……………………………… 35

れ

レンズ核 ……………………………… 103
連続回転機構 ……………………………… 3

〈編著者略歴〉

市川　勝弘（いちかわ　かつひろ）

1983年　名古屋大学医療技術短期大学部
　　　　診療放射線技術学科卒業
1983年　名古屋市立大学病院中央放射線部
1997年　大学評価・学位授与機構　学士（保健衛生学）
2004年　岐阜大学　博士（工学）
2005年　名古屋大学医学部保健学科助手
2006年　金沢大学大学院医学系研究科准教授
現　在　金沢大学医薬保健研究域保健学系教授

- 本書の内容に関する質問は，オーム社ホームページの「サポート」から，「お問合せ」の「書籍に関するお問合せ」をご参照いただくか，または書状にてオーム社編集局宛にお願いします．お受けできる質問は本書で紹介した内容に限らせていただきます．なお，電話での質問にはお答えできませんので，あらかじめご了承ください．
- 万一，落丁・乱丁の場合は，送料当社負担でお取替えいたします．当社販売課宛にお送りください．
- 本書の一部の複写複製を希望される場合は，本書扉裏を参照してください．

JCOPY ＜出版者著作権管理機構　委託出版物＞

CT super basic

2015年 8月25日　第1版第1刷発行
2024年 2月10日　第1版第9刷発行

編 著 者　市川勝弘
発 行 者　村上和夫
発 行 所　株式会社オーム社
　　　　　郵便番号　101-8460
　　　　　東京都千代田区神田錦町3-1
　　　　　電　話　03(3233)0641(代表)
　　　　　URL　https://www.ohmsha.co.jp/

©市川勝弘 2015

組版　エトーデザイン　　印刷・製本　小宮山印刷工業
ISBN978-4-274-21780-7　Printed in Japan